涎腺细胞病理学
米兰报告系统

主　编　［美］威廉·法金（William Faquin）

　　　　［意］埃斯特·迪亚娜·罗西（Esther Diana Rossi）

副主编　［美］祖贝尔·俾路支（Zubair Baloch）

　　　　［美］居利兹·A. 巴尔坎（Güliz A. Barkan）

　　　　［意］玛利亚·P. 福斯基尼（Maria P. Foschini）

　　　　［美］丹尼尔·F.I. 克提孜（Daniel F.I. Kurtycz）

　　　　［加］马克·普斯陶塞里（Marc Pusztaszeri）

　　　　［卢森］菲利普·韦尔（Philippe Vielh）

主　译　张智慧　刘红刚　平　波　梅　平

副主译　林　静　刘艳洁

主　审　王　鹤

北京科学技术出版社

First published in English under the title
The Milan System for Reporting Salivary Gland Cytopathology
edited by William C. Faquin, Esther Diana Rossi, Zubair Baloch, Güliz A. Barkan, Maria Foschini, Daniel F. I. Kurtycz, Marc Pusztaszeri and Philippe Vielh, edition: 1
Copyright © Springer International Publishing AG, 2018

This edition has been translated and published under licence from Springer Nature Switzerland AG. Springer Nature Switzerland AG takes no responsibility and shall not be made liable for the accuracy of the translation.

著作权合同登记号　图字：01-2022-1516

图书在版编目（CIP）数据

涎腺细胞病理学米兰报告系统 /（美）威廉·法金
(William Faquin)，（意）埃斯特·迪亚娜·罗西
(Esther Diana Rossi) 主编；张智慧等主译 . — 北京：
北京科学技术出版社，2022.8
　　书名原文：The Milan System for Reporting
Salivary Gland Cytopathology
　　ISBN 978-7-5714-2203-5

　　Ⅰ . ①涎… Ⅱ . ①威… ②埃… ③张… Ⅲ . ①唾液腺
疾病—细胞学—病理学 Ⅳ . ① R781.7

中国版本图书馆 CIP 数据核字（2022）第 044013 号

责任编辑：杨　帆
责任校对：贾　荣
责任印制：吕　越
图文设计：创世禧图文
出 版 人：曾庆宇
出版发行：北京科学技术出版社
社　　址：北京西直门南大街 16 号
邮政编码：100035
电话传真：0086-10-66135495（总编室）
　　　　　0086-10-66113227（发行部）
网　　址：www.bkydw.cn
印　　刷：北京捷迅佳彩印刷有限公司
开　　本：710 mm × 1000 mm　1/16
字　　数：172 千字
印　　张：11.5
版　　次：2022 年 8 月第 1 版
印　　次：2022 年 8 月第 1 次印刷
ISBN 978-7-5714-2203-5
定　　价：128.00 元

译者名单

主　审

王　鹤　美国耶鲁大学医学院病理系

主　译

张智慧　刘红刚　平　波　梅　平

副主译

林　静　刘艳洁

译　者（按照章节顺序排序）

张智慧　国家癌症中心/中国医学科学院肿瘤医院病理科细胞学室

孙子涵　国家癌症中心/中国医学科学院肿瘤医院病理科细胞学室

肖晓悦　国家癌症中心/中国医学科学院肿瘤医院病理科细胞学室

张　骞　清华大学附属北京清华长庚医院胃肠外科

赵　焕　国家癌症中心/中国医学科学院肿瘤医院病理科细胞学室

毛美玲　首都医科大学附属北京同仁医院病理科/
　　　　头颈部分子病理诊断北京市重点实验室

刘红刚　首都医科大学附属北京同仁医院病理科/
　　　　头颈部分子病理诊断北京市重点实验室

梅　平　广东省人民医院/广东省医学科学院病理科

杨　欣　国家癌症中心/中国医学科学院肿瘤医院病理科细胞学室

郭会芹　国家癌症中心/中国医学科学院肿瘤医院病理科细胞学室

林　静　桂林医学院附属医院病理科

王善欢　桂林医学院附属医院病理科

平　波　复旦大学附属肿瘤医院病理科细胞室

刘艳洁　贵州医科大学附属医院病理科细胞学室

樊　毓　贵州医科大学附属医院病理科细胞学室

贾世军　四川省肿瘤医院病理科

李美琼　桂林医学院附属医院病理科

张　红　首都医科大学附属北京同仁医院病理科/
　　　　头颈部分子病理诊断北京市重点实验室

秘　书

曹亚楠　国家癌症中心/中国医学科学院肿瘤医院病理科细胞学室

中文版前言

　　涎腺细胞病理学米兰报告系统（以下简称"米兰系统"）通过提供统一的诊断报告体系，克服了涎腺细胞学的一项主要挑战。通过建立细针穿刺术的国际标准诊断体系，米兰系统在提高涎腺细针穿刺检查的整体有效性方面迈出了关键的一步，提高了对涎腺疾病患者的医疗与护理水平。米兰系统的国际性始于最初的设计阶段。在美国细胞病理学学会和国际细胞学学会的帮助下，米兰系统最初的核心委员会于 2015 年 9 月在意大利米兰召开的欧洲细胞学大会上成立，委员会成立的同时讨论和起草了新涎腺报告系统的第一个计划。米兰系统图谱的作者包括来自 15 个国家的 40 多位细胞病理学医生、外科病理学医生和头颈外科医生。在这个国际团队的共同努力下，建立了一个由 6 个诊断类别组成的循证分层分类系统。每个诊断类别都有一个框架，可用于根据细胞结构特征对涎腺疾病进行进一步分类，但更重要的是，米兰系统对涎腺细针穿刺诊断结果的表述建立了国际标准。

　　2018 年，米兰系统图谱首次以英文出版，并在全世界迅速普及。与之前为其他解剖部位设计的细胞学诊断报告系统一样，米兰系统为每个诊断类别的恶性肿瘤风险做出了提示，因此临床医生可以更有效地将来自涎腺细针穿刺的诊断信息直接用于临床管理。在米兰系统发展之前，涎腺细针穿刺诊断结果的报告缺乏一致性。米兰系统通过提供统一的国际报告体系，促进临床医生之间和各医疗机构之间更好地沟通，并最终提高对涎腺疾病患者的医疗与护理水平。

　　米兰系统无意改变涎腺细针穿刺标本的诊断解释，反应性过程仍然是非肿瘤性的，恶性涎腺细针穿刺结果仍然是癌症，米兰系统只是提供了一个一致的诊断表述结构，用于将涎腺细针穿刺的诊断解释传达给临床医生，以避免对诊断的误解。

　　此次翻译是一项巨大的成就，无疑将促进米兰系统在中国的普及和实施。从米兰系统发展的最早阶段开始，就有一个在国际上被广泛接受的目标，中文版的出版将有助于这一目标的实现。我们怀着极大的热情为此次翻译提供全力支持，我们感谢编辑与作者对这项工作的奉献，也期待本书能对患者的医疗与护理产生积极影响。

威廉·法金

William Faquin

医学博士，理学博士，病理学教授，

美国马萨诸塞州眼耳医院耳鼻喉病理科主任，

美国麻省总医院

埃斯特·迪亚娜·罗西

Esther Diana Rossi

医学博士，理学博士，病理学教授

Univers "A Gemelli" 综合诊所基金会解剖病理学和组织学教研室

意大利圣心天主教大学头颈病理学和细胞病理学教研室

（译者　王鹤）

译者序

　　细针穿刺术的临床应用已经开展几十年，可为临床医生提供形态学诊断，以便于治疗方案的确定。细针穿刺术取材方式简便、快捷、损伤小，报告时效短，深受临床医生的欢迎。细胞病理学医生亲自穿刺，观察镜下结构，能够有效提高诊断的阳性率。细针穿刺术是一项成熟的技术，不但能够为临床提供病变性质判断，而且能够进行病变分型和来源的判断，以便临床医生决定治疗方式。

　　涎腺细胞病理学米兰报告系统的问世，既规范了涎腺细胞病理的报告系统，又结合了临床管理。它是继宫颈细胞学和甲状腺细针穿刺细胞学之后又一项规范化的报告系统，大大推动了涎腺细针穿刺术在临床的应用，并协助临床医生对患者的治疗。当美国耶鲁大学医学院病理系的王鹤教授和我联系，问我是否愿意将此书翻译成中文，以促进中国涎腺细胞病理学的诊断报告规范化时，我欣然同意。我感觉如果国内同人有一个与国际同步的规范化报告系统，将有助于细针穿刺术在我国的普及和应用，也有利于国际交流，从而促进中国细胞学的发展。

　　此中文版的问世与翻译团队的努力和付出是分不开的，再次感谢各位对此书的付出与奉献。

张智慧

国家癌症中心／中国医学科学院肿瘤医院病理科细胞学室

序

  本书是细胞病理学专家、外科病理学专家、分子病理学专家和头颈外科医生合作共同努力的结果，他们的共同目标是建立一个实用和统一的涎腺细胞病理学报告系统。本书由美国细胞病理学学会和国际细胞学学会共同提供支持。2015 年 3 月，我们在美国马萨诸塞州波士顿举行的美国和加拿大病理学学会（USCAP）年会上构思了这一研究的最初想法。随后，我们选择了8 名涎腺细胞学专家并组成了特别小组，该小组的第一次会议于 2015 年 9月 20 日在意大利米兰的欧洲细胞学大会期间举行，由法金博士和罗西博士主持。米兰系统特别小组认识到纳入国际成员的重要性，因此，邀请了来自15 个国家的 47 位涎腺细胞学领域的专家共同参与。他们进行了两项与涎腺细胞学检查相关的在线调查，这些调查结果形成了涎腺细胞病理学米兰报告系统的初始框架。

  米兰系统图谱涵盖 6 个一般诊断类别——"标本无法诊断""非肿瘤性""意义不明确的非典型性""肿瘤""可疑恶性""恶性"，并给出这些类别的定义、形态学标准和解释，且有专门的章节对辅助研究技术、临床管理和组织注意事项进行阐述。

  由于缺乏一个标准化的、分层的涎腺细针穿刺诊断框架，涎腺细针穿刺诊断因其固有的复杂性带来的挑战而变得愈加复杂。建立涎腺细胞病理学报告系统是应对这些挑战的重要一步，其目的是提高涎腺细针穿刺诊断的总体有效性，并促进临床医生和医疗机构之间更好地交流，以提高涎腺疾病的治疗水平。本书所有的参与者都希望米兰系统是一个实用和有效的报告系统，能满足国际细胞学界的需求，有助于改善我们所服务的患者的生活。

威廉·法金

William Faquin

美国马萨诸塞州波士顿

埃斯特·迪亚娜·罗西

Esther Diana Rossi

意大利罗马

（译者 孙子涵 张智慧）

代前言

我早就注意到，有成就的人很少什么都不做只是等着机会来临，他们都是出去寻找机会并促进变革。

——达·芬奇

本书的目的是将涎腺细胞病理学的分类和报告标准化，它克服了涎腺疾病的多样性、复杂性和明显的细胞形态学重叠所带来的挑战。涎腺细胞病理学的鉴别关键是对需要临床重点处理的病变进行识别和分诊。细针穿刺术虽然有其诊断局限性，却仍然是完成这一任务最有效的微创检查方式。基因学研究的不断发展和随之而来的分子检测技术，使得外科医生和细胞病理学医生对一些涎腺肿瘤进行高度特异性诊断的能力增强了。然而，用有限的材料满足越来越多的需求仍然具有挑战性，这意味着细针穿刺细胞病理学诊断依然是涎腺疾病的主要诊断方法。涎腺细胞病理学米兰报告系统（MSRSGC）提供了合乎逻辑、实用和灵活的报告术语，使细胞病理学医生和外科医生能够进行有效沟通，以改善涎腺疾病患者的临床诊疗效果，达到预期结果。

米兰系统的发展好像印证了达·芬奇的观点。2015年初在意大利博洛尼亚，朋友间的聊天催生了一个想法，2015年在波士顿举行的美国和加拿大病理学会（USCAP）年会上，同事们共同将这个想法变为一个清晰的计划。解决在以患者为中心的环境中报告涎腺细胞病理学的这一难题的时机已经成熟。这个仅具雏形的概念成熟得很快。在2015年欧洲细胞学大会期间，少数专家于9月在米兰会面，之后涎腺细胞病理学米兰报告系统得以建立。美国细胞病理学学会和国际细胞学学会对米兰系统的发展给予了非常大的支持，并且学会领导就是细胞病理学专家组最初的核心成员，他们建立了细胞病理学类别并邀请来自不同国家的专家成立了工作组。米兰系统是利用20世纪90年代中期在美国贝塞斯达开创的高度成功的框架建立的，该框架使《宫颈细胞学贝塞斯达报告系统》得以创立，且精炼了2010年的《甲状腺细胞病理学贝塞斯达报告系统》的流程。

在阐述了最初的想法后不到一年的时间内，米兰系统工作组在美国西雅图2016年USCAP期间举行了第一次会议，并制订了一个完成时间表。法金博士在美国细胞病理学会伙伴会议上做了《是时候将涎腺细胞学报告标准化了：米兰系统的介绍》的报告，向细胞病理学界公布了米兰系统。在 2017 年的 USCAP 期间，工作组按照目标按时地完成了他们的大部分工作。该系统的完成是涎腺细胞病理学的一大进展。《涎腺细胞病理学米兰报告系统》的标志之一是报告类别基于证据且着重于风险分层，从而促进适当的诊疗，以期为涎腺疾病患者提供最佳的医疗服务。

本书旨在引导读者逐步了解新系统的术语。读者将熟悉主要诊断类别（也可从其他指南和报告系统进行借鉴调整），以解决涎腺细胞病理学中的一些特有的问题。无论是细胞病理学专家还是细胞病理学新手医生都会在这些页面中发现"珍珠"。为了将这个经常出现问题的亚学科相关的标准、问题和陷阱讲得更清楚，我们谨慎地选择了高质量的图片。

我们为这个国际化的报告系统提供了全新的词汇表，该词汇表将对涎腺疾病的临床诊疗产生重大影响，并使未来的诊断和治疗变得快速且高效。

本书的两位主编法金博士和罗西博士已经"促进变革"，他们的这项工作一定会影响涎腺肿瘤的诊断和管理。

西莱斯特·N. 鲍尔斯

Celeste N. Powers

美国弗吉尼亚医学院 VCU 卫生系统病理科，解剖病理科

（译者　孙子涵　张智慧）

缩略词中英文释义词汇表

缩略词	英文	中文
ACC	acinic cell carcinoma	腺泡细胞癌
AdCC	adenoid cystic carcinoma	腺样囊性癌
AFB	acid fast bacteria	抗酸菌
AR	androgen receptor	雄激素受体
AUS	atypia of undetermined significance	意义不明确的非典型性
BCA	basal cell adenoma	基底细胞腺瘤
BCAdc	basal cell adenocarcinoma	基底细胞腺癌
Ca-ex-PA	carcinoma ex pleomorphic adenoma	癌在多形性腺瘤中
CAMSG	cribriform adenocarcinoma of minor salivary glands	小涎腺筛状腺癌
CCC	clear cell carcinoma	透明细胞癌
CISH	chromogenic in situ hybridization	显色原位杂交
CMV	cytomegalovirus	巨细胞病毒
CNB	core needle biopsy	空芯针穿刺活检
CT	computed tomography	计算机断层扫描
DLBCL	diffuse large B-cell lymphoma	弥漫性大 B 细胞淋巴瘤
DOG1	discovered on GIST1	发现于胃肠道间质瘤中的蛋白 1
EBER	epstein-Barr-encoded RNA	EB 病毒编码 RNA
EBV	epstein-Barr virus	EB 病毒
EMZBCL	extranodal marginal zone B-cell lymphoma	结外边缘区 B 细胞淋巴瘤
EMC	epithelial-myoepithelial carcinoma	上皮 – 肌上皮癌
ER	estrogen receptor	雌激素受体
FC	flow cytometry	流式细胞术
FFPE	formalin-fixed paraffin-embedded	福尔马林固定石蜡包埋
FISH	fluorescent in situ hybridization	荧光原位杂交
FNA	fine-needle aspiration	细针穿刺术

续表

缩略词	英文	中文
GATA3	gATA binding protein 3	GATA 结合蛋白 3
GFAP	glial fibrillary acidic protein	胶质纤维酸性蛋白
HCCC	hyalinizing clear cell carcinoma	玻璃样变透明细胞癌
HMGA2	high-mobility group A T-hook 2	高迁移率族蛋白 A2
HMWK	high molecular weight cytokeratin	高分子量细胞角蛋白
IARC	international agency for research on cancer	国际癌症研究机构
IC	immunochemistry	免疫化学
ISH	in situ hybridization	原位杂交
LEC	lymphoepithelial carcinoma	淋巴上皮癌
LEF-1	lymphoid enhancer-binding factor 1	淋巴细胞增强结合因子 1
LESA	lymphoepithelial sialadenitis	淋巴上皮性涎腺炎
LGMEC	low-grade mucoepidermoid carcinoma	低级别黏液表皮样癌
LMWK	low molecular weight cytokeratin	低分子量细胞角蛋白
MALT	mucosa-associated lymphoid tissue	黏膜相关淋巴组织
MASC	mammary analogue secretory carcinoma	乳腺样分泌性癌
MC	myoepithelial carcinoma	肌上皮癌
MEC	mucoepidermoid carcinoma	黏液表皮样癌
MGB	mammaglobin	乳腺球蛋白
MRI	magnetic resonance imaging	磁共振成像
MSRSGC	the Milan system for reporting salivary gland cytopathology	涎腺细胞病理学米兰报告系统
MYO	myoepithelioma	肌上皮瘤
MZL	marginal zone lymphomas	边缘区淋巴瘤
N∶C	nuclear-cytoplasmic ratio	核质比
NGS	next-generation sequencing	二代测序
NOS	not-otherwise specified	非特指
PA	pleomorphic adenoma	多形性腺瘤
PanK	pan cytokeratin	广谱细胞角蛋白
PAS	periodic acid-Schiff	过碘酸希夫染色
PACA	polymorphous (low-grade) adenocarcinoma	低级别多形性腺癌
PAS-D	periodic acid-Schiff with diastase	含淀粉酶过碘酸希夫染色

续表

缩略词	英文	中文
PCR	polymerase chain reaction	聚合酶链反应
PET	positron emission tomography	正电子发射断层扫描
PLAG1	pleomorphic adenoma gene 1	多形性腺瘤基因 1
PLGA	polymorphous (low-grade) adenocarcinoma	低级别多形性腺癌
PR	progesterone receptor	孕激素受体
PSA	prostate-specific antigen	前列腺特异性抗原
PTAH	phosphotungstic acid hematoxylin	磷钨酸苏木精
RCC	renal cell carcinoma	肾细胞癌
ROM	risk of malignancy	恶性风险
ROSE	rapid on-site evaluation	快速现场评估
RT-PCR	reverse transcription polymerase chain reaction	逆转录聚合酶链反应
SC	secretory carcinoma	分泌性癌
SCC	squamous cell carcinoma	鳞状细胞癌
SDC	salivary duct carcinoma	涎腺导管癌
SGN	salivary gland neoplasms	涎腺肿瘤
SGT	salivary gland tumor	涎腺肿瘤
SM	suspicious for malignancy	可疑恶性
SMA	smooth muscle actin	平滑肌肌动蛋白
SMG	submandibular glands	颌下腺
STAT-5a	signal transducer and activator of transcription 5a	信号转导和转录激活因子 5a
SUMP	salivary gland neoplasm of uncertain malignant potential	恶性潜能未定的涎腺肿瘤
TTF-1	thyroid transcription factor-1	甲状腺转录因子 -1
USG	ultrasound guidance	超声引导
WHO	World Health Organization	世界卫生组织
WT	Warthin tumor	腺淋巴瘤（Warthin 瘤）

（译者 肖晓悦 张智慧）

目录

第1章 涎腺细胞病理学米兰报告系统

Zubair Baloch, Andrew S. Field, Nora Katabi, Bruce M. Wenig

引言

细针穿刺术（FNA）已被广泛接受并成为涎腺病变诊疗中的一线诊断方法。它可以鉴别肿瘤性和非肿瘤性的涎腺病变。对于肿瘤病例，细针穿刺术可以诊断许多常见的良性肿瘤[1-12]；对于大多数病例，细针穿刺术可以鉴别低级别癌和高级别癌。涎腺肿瘤性病变通常采用手术治疗，而非肿瘤性病变可采用保守治疗，不需要手术干预。明确一种癌是低级别还是高级别，有助于医生确定其手术范围，包括是否可保留面神经，是否进行颈部淋巴结清扫术等。对于部分良性肿瘤，如多形性腺瘤（PA）和腺淋巴瘤（WT），明确的细针穿刺诊断结果为其治疗提供了一种选择，即结合临床随诊和影像学结果采取非手术方式进行处理，该选择应取决于患者的意愿和健康状况[1-6]。涎腺肿物在行细针穿刺术前的恶性风险（ROM）因其大小和位置而异：腮腺为20%~25%，颌下腺为40%~50%，舌下腺和小涎腺为50%~81%[1,3,8-12]。

涎腺细针穿刺术之所以有不同的敏感性和特异性，取决于多种因素，包括进行细针穿刺术操作人员的技术经验、细胞学制片质量、细胞病理学医生的判读经验、病变形态的异质性，以及是否存在囊性成分等[1-16]。多数文献报道显示，涎腺细针穿刺术的总体敏感性为86%~100%，特异性为90%~100%[1-19]。假阴性和假阳性并不常见。鉴别肿瘤性病变和非肿瘤性病变的敏感性和特异性分别为79%~100%和71%~100%，而通过细针穿刺术判断良恶性的准确性为81%~100%[1-8,12]。然而，当需要明确判断肿瘤亚型时，涎腺细针穿刺术的准确性为48%~94%[1-5,12]。由于涎腺细针穿刺术缺乏标准化、分级式的诊断模式，涎腺固有的复杂性带来的挑战让其变得更加错综复杂。涎腺细针穿刺报告分类系统的建立，有助于提高细针穿刺术的有效性，改善涎腺疾病的临床诊疗质量。米兰报告系统应该强调风险分级而非特定的诊断，为递增的风险类别提供恶性风险指数，而不是仅仅为个体病例提供良性或恶性的评估[1-19]。

涎腺细胞病理学的新报告系统是本书的主要组成部分。该系统建立的目的是促进临床医生和医疗机构之间更好地沟通和交流，以便提高涎腺疾病的诊疗水平。该系统由 6 个诊断分类组成，包括"非肿瘤"分类和"肿瘤"分类，"肿瘤"分类又分为"良性"和"恶性潜能未定的涎腺肿瘤"（表 1.1）。这是一个源自文献的循证系统，该系统将诊断分类和恶性风险指数、临床管理策略联系在一起（表 1.2）[2,3,5,6,12,20]。

表 1.1　涎腺细胞病理学米兰报告系统：诊断分类和定义、注释

诊断分类和定义	注释
Ⅰ. 标本无法诊断 供细胞学诊断的细胞数量不充分	该诊断类别仅在所有样本经过处理和检查后应用 例外情况包括基质成分和黏液囊性内容物
Ⅱ. 非肿瘤性 良性病变，如慢性涎腺炎、反应性淋巴结、肉芽肿和感染	如果应用严格的入选标准，该类别的恶性风险是比较低的 标本将包括肿瘤进展过程中缺乏细胞形态学证据的标本 炎症、化生和反应性改变 显示反应性淋巴组织证据的标本（基于临床和形态学上的怀疑，建议使用流式细胞术）
Ⅲ. 意义不明确的非典型性 （不高于所有涎腺细针穿刺样本的 10%），包含有限的异型性病变、肿瘤的不确定性病变	现有样本不能确定为肿瘤；检查所有细胞成分后，肿瘤不能除外 细针穿刺标本的大多数病例是反应性非典型改变或是肿瘤（但采样不佳）
Ⅳ. 肿瘤 　A. 良性 　　适用于根据已有的细胞学标准做出的良性肿瘤诊断 　B. 恶性潜能未定的涎腺肿瘤 　　用于 FNA 能够诊断为肿瘤，但无法诊断为特定的肿瘤	这一类别包括多形性腺瘤、腺淋巴瘤、脂肪瘤等经典病例 该诊断应用于不能排除恶性肿瘤的病例 大多数病例包括良性肿瘤、具有非典型特征的肿瘤和低级别癌
Ⅴ. 可疑恶性 该类别适用于 FNA 高度提示恶性，但不能明确诊断为恶性的肿瘤	FNA 报告应说明怀疑哪种类型的恶性肿瘤或提供鉴别诊断 该类别中的大多数病例在组织病理学随访时发现为高级别癌（应尝试在组织病理学检查时，将手术切除后的肿瘤通过细胞学 - 组织学相关性，进行癌特定类型和分级的判定）

续表

诊断分类和定义	注释
Ⅵ. 恶性 该类别适用于 FNA 能够诊断的恶性肿瘤	应尝试将肿瘤细分为特定的类型和不同的癌分级，如低级别（低度恶性黏液表皮样癌）与高级别（涎腺导管癌） 其他恶性肿瘤，如淋巴瘤、转移瘤和肉瘤也包括在这一类中，应特别指出

表 1.2　涎腺细胞病理学米兰报告系统：潜在的恶性风险和建议的临床管理

诊断类别	恶性风险（%）[a]	临床管理 [b]
Ⅰ. 标本无法诊断 [c]	25	临床和影像学检查相结合 / 重复行细针穿刺术检查
Ⅱ. 非肿瘤性	10	临床随访和影像学检查相结合
Ⅲ. 意义不明确的非典型性	20[d]	重复行细针穿刺术检查或者手术
Ⅳ. 肿瘤		
A. 良性	<5	手术或临床随访 [e]
B. 恶性潜能未定的涎腺肿瘤	35	手术 [f]
Ⅴ. 可疑恶性	60	手术 [f]
Ⅵ. 恶性	90	手术 [f, g]

注：① 诊断类别，在细胞学报告中没有定义类别的情况下，不应使用诊断类别编号。

② [a] 以下是引用文献中的诊断类别的恶性肿瘤风险范围：标本无法诊断 0~67%，非肿瘤性 0~20%，意义不明确的非典型性 10%~35%，良性 0~13%，恶性潜能未定的涎腺肿瘤 0~100%，可疑恶性 0~100%；恶性 57%~100%（Colella 等 [2]，Griffith 等 [3]，Liu 等 [5]，Rossi 等 [6]，Wei 等 [12]，Schmidt 等 [20]）。

③ [b] 详细讨论见第 9 章。

④ [c] 尚未确定标本取样标准。

⑤ [d] 有些文献研究将病例分类为非典型的或不确定的。

⑥ [e] 部分患者可接受临床随访。

⑦ [f] 术中会诊可能有助于确定手术范围。

⑧ [g] 手术范围取决于恶性肿瘤的类型和分级。

报告格式

除特殊诊断外，每份涎腺细针穿刺报告应包括涎腺细胞病理学米兰报告系统的诊断类别，并指出潜在的恶性风险。

多形性腺瘤细针穿刺报告示例。

• 评估标本是否满意。

解释说明：良性。

• 诊断：多形性腺瘤。

恶性风险（表1.2）可能被高估，它是接受手术切除的病例，并且可能受到文献的偏差、患者资料和机构转诊模式的影响，因此，实际恶性风险预期在实践中处于文献报道的中间范围。

细胞学报告还应包括以下几点。

• 样本满意度声明。

• 细胞学特征的简要描述。

• 对非肿瘤或肿瘤性质的特殊诊断。

• 如果上述内容不可能实现，应对病变分类的原因进行简要叙述。

虽然对诊断类别进行了编号（Ⅰ~Ⅵ），但我们并不建议涎腺细针穿刺报告仅包括类别编号而不包括伴随的类别名称，因为这将大大降低细胞病理学医生和负责治疗的临床医生之间的沟通效果。

涎腺细胞病理学米兰报告系统的全部诊断类别为临床医生制订适当的诊治方案提供了有用的信息。诊断类别的恶性风险报告是可选择的，由病理医生个人或实验室自行决定。该系统关于诊断类别的章节为亚分类和样本报告提供了基本框架，此章可作为涎腺细针穿刺标本报告的一个指南。

涎腺细针穿刺术检查的适应证

根据细针穿刺术检查、临床及影像学检查结果，对大涎腺和小涎腺中的肿物进行初步评估[1-5]。总体而言，大多数涎腺结节发生在腮腺的浅部，很少发生在深部。对这些肿物进行细针穿刺术的细胞病理医生应熟悉腮腺及其周围的基本解剖结构（图1.1）[21]。行细针穿刺术检查的患者可能会主诉头颈部可触及的肿物伴有或不伴有疼痛，有时会出现部分瘫痪或感觉异常，通常是累及面部神经所致[3-6]。另外，肿物可在临床医生检查时被触及或由影像学检查发现。临床医生偶尔会对未触及肿物或影像学未能发现肿物的患者行细针穿刺术，在这种情况下，不鼓励行细针穿刺术，因为它很可能导致假阴性诊断。

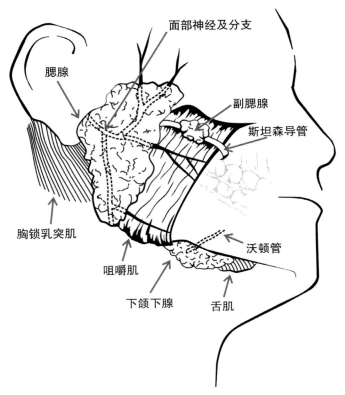

图 1.1　腮腺与周围结构的解剖关系，包括面部神经及分支、咀嚼肌、沃顿管和下颌下腺（经许可引自 Faquin 等[21]）

涎腺细针穿刺样本采集技术

　　涎腺细针穿刺术的关键点是获得充足的细胞量，以及适当的样本制备方法。理想情况下，细针穿刺术应该由细胞病理学医生、影像学医生或接受过细针穿刺术培训的临床医生来完成。对于囊性病变或难以触及的肿物，超声是操作的有效辅助手段，但对于可触及的涎腺病变，采用超声引导下细针穿刺术并不是绝对必要的。细针穿刺术通常使用 23 G 或 25 G 的针头，将针头连接到 10ml 注射器上，并且在操作时使用注射器固定装置来协助（图 1.2），有时也可以仅使用针头（French 技术或 Zajdela 技术）。操作过程的关键是穿刺和来回快速移动针头穿行于病变的全层，必要时使用抽吸以引流囊性成分，或辅助获取有形的细胞成分。建议进行快速现场评估（ROSE），因为可立即评估细胞成分是否充足，这样能够减少重复进行细针穿刺术的次数，并有利于细胞块检查、流式细胞术和辅助检查材料的分类。

空芯针穿刺活检（CNB）是诊断涎腺疾病的一种比较新的技术。这种技术通常能够获得比细针穿刺术更多的组织样本，而且与细胞块或刮取后的直接涂片相比，它能够提供更多的组织以用于免疫组织化学检查（IHC）和分子检测[9]。然而，考虑到该技术逐渐增多的并发症，包括可能出现的面神经损伤和肿瘤活检针道种植等，细针穿刺术仍然是推荐的标准程序。

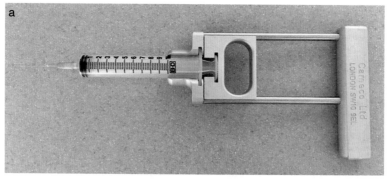

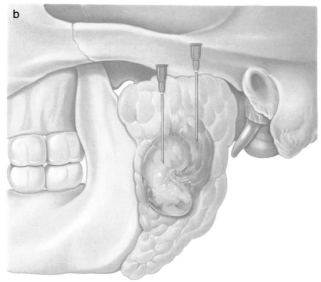

图 1.2 a. 图示为细针穿刺术的标准设备，10 ml 注射器（25 G 针头）连接 Cameco 持针器。使用一只手触诊并固定结节，另一只手抓住 Cameco 持针器进针并抽吸完成活检。b. 图示为 Zajdela 技术，使用没有负压的针头穿刺腮腺病变（本图由安东尼娅·孔蒂女士友情提供）

细针穿刺样本制备

　　风干固定和乙醇固定的直接涂片是涎腺细针穿刺术的主要制片方式，但也可以通过液基制备进行补充。使用直接涂片有助于最大限度地提高细针穿刺术诊断的准确性。风干固定的制备方法有助于更好地识别几种特征，包括所有基质成分的固有量、细胞质特征和蛋白质或黏液性背景的性质。乙醇固定的制备方法则有助于评估细胞核的特征和细胞异型性的程度。此外，细胞块的制备可能有助于选择进行分子检测的病例。

细针穿刺标本制备

- 风干固定的涂片，使用 May–Grunwald–Giemsa 染色或 Diff Quik 染色（能节省时间，突出显示基质、胞质空泡和背景黏液）。
- 巴氏染色的乙醇固定涂片（突出显示细胞核特征）。
- 液基制备（去除模糊的血液有利于评估细胞核特征）。
- 细胞块（组织化学和免疫化学染色，分子检测）。
- 针涮洗液（流式细胞术和微生物学检查）。

　　　　　　　　　　　　　　　　（译者　张　骞　孙子涵）

参考文献

1. Ahn S, Kim Y, Oh YL. Fine needle aspiration cytology of benign salivary gland tumors with myoepithelial cell participation: an institutional experience of 575 cases. Acta Cytol.2013;57(6):567–74.
2. Colella G, Cannavale R, Flamminio F, Foschini MP. Fine-needle aspiration cytology of salivary gland lesions: a systematic review. J Oral Maxillofac Surg. 2010;68(9):2146–53.
3. Griffith CC, Pai RK, Schneider F, Duvvuri U, Ferris RL, Johnson JT, Seethala RR. Salivary gland tumor fine-needle aspiration cytology: a proposal for a risk stratification classification. Am J Clin Pathol. 2015;143(6):839–53.
4. Hughes JH, Volk EE, Wilbur DC, Cytopathology Resource Committee, College of American Pathologists. Pitfalls in salivary gland fine-needle aspiration cytology: lessons from the College of American Pathologists Interlaboratory Comparison Program in Nongynecologic Cytology. Arch Pathol Lab Med. 2005;129(1):26–31.

5. Liu CC, Jethwa AR, Khariwala SS, Johnson J, Shin JJ. Sensitivity, specificity, and post test probability of parotid fine needle aspiration: a systematic review and meta-analysis. Otolaryngol Head Neck Surg. 2016;154(1):9–23.

6. Rossi ED, Wong LQ, Bizzarro T, Petrone G, Mule A, Fadda G, Baloch ZW. The impact of FNAC in the management of salivary gland lesions: institutional experiences leading to a risk based classification scheme. Cancer Cytopathol. 2016;124(6):388–96.

7. Schmidt RL, Hall BJ, Layfield LJ. A systematic review and meta-analysis of the diagnostic accuracy of ultrasound-guided core needle biopsy for salivary gland lesions. Am J Clin Pathol. 2011;136(4):516–26.

8. Schmidt RL, Narra KK, Witt BL, Factor RE. Diagnostic accuracy studies of fine-needle aspi ration show wide variation in reporting of study population characteristics: implications for external validity. Arch Pathol Lab Med. 2014;138(1):88–97.

9. Song IH, Song JS, Sung CO, Roh JL, Choi SH, Nam SY, et al. Accuracy of core needle biopsy versus fine needle aspiration cytology for diagnosing salivary gland tumors. J Pathol Transl Med. 2015;49(2):136–43.

10. Tyagi R, Dey P. Diagnostic problems of salivary gland tumors. Diagn Cytopathol. 2015;43(6):495–509.

11. Wang H, Fundakowski C, Khurana JS, Jhala N. Fine-needle aspiration biopsy of salivary gland lesions. Arch Pathol Lab Med. 2015;139(12):1491–7.

12. Wei S, Layfield LJ, LiVolsi VA, Montone KT, Baloch ZW. Reporting of fine needle aspira tion (FNA) specimens of salivary gland lesions: a comprehensive review. Diagn Cytopathol. 2017;45(9):820–7.

13. Layfield LJ, Tan P, Glasgow BJ. Fine-needle aspiration of salivary gland lesions. Comparison with frozen sections and histologic findings. Arch Pathol Lab Med. 1987;111(4):346–53. Z. Baloch et al.9

14. Novoa E, Gurtler N, Arnoux A, Kraft M. Diagnostic value of core needle biopsy and fine needle aspiration in salivary gland lesions. Head Neck. 2016;38(Suppl 1):E346–52.

15. Eom HJ, Lee JH, Ko MS, Choi YJ, Yoon RG, Cho KJ, et al. Comparison of fine-needle aspira tion and core needle biopsy under ultrasonographic guidance for detecting malignancy and for the tissue-specific diagnosis of salivary gland tumors. Am J Neuroradiol. 2015;36(6):1188–93.

16. Mairembam P, Jay A, Beale T, Morley S, Vaz F, Kalavrezos N, Kocjan G. Salivary gland FNA cytology: role as a triage tool and an approach to pitfalls in cytomorphology. Cytopathology. 2016;27(2):91–6.

17. Al-Khafaji BM, Nestok BR, Katz RL. Fine needle aspiration of 154 parotid masses with his tologic correlation: Ten-year experience at the university of Texas M.D. Anderson Cancer Center. Cancer. 1998;84(3):153–9.

18. Baloch ZW, Faquin WC, Layfield L. Is it time to develop a tiered classification scheme for salivary gland fine-needle aspiration specimens? Diagn Cytopathol. 2017;45(4):285–6.

19. Rossi ED, Faquin WC, Baloch Z, Barkan GA, Foschini MP, Pusztaszeri M, et al. The Milan System for Reporting Salivary Gland Cytopathology: Analysis and suggestions of initial sur vey. Cancer Cytopathol. 2017. https://doi.org/10.1002/cncy.21898. [Epub ahead of print].

20. Schmidt RL, Hall BJ, Wilson AR, Layfield LJ. A systematic review and meta-analysis of the diagnostic accuracy of fine-needle aspiration cytology for parotid gland lesions. Am J Clin Pathol. 2011;136(1):45–59.

21. Faquin WC, Powers CN. Salivary gland cytopathology. Essentials in cytopathology, vol. 5. Rosenthal DL, series editor. New York: Springer; 2008.

第2章 标本无法诊断

Maria Pia Foschini, Esther Diana Rossi, Kayoko Higuchi, Nirag C. Jhala, Ivana Kholová, Makoto Urano, Laszlo Vass, Philippe Vielh

背景

从靶病灶获取充足的细胞对于准确地解释病例至关重要；然而，涎腺细针穿刺术（FNA）充足性的具体标准尚未确定。样本的质量和数量对于确定其充足性都很重要[1,2]。许多因素，包括穿刺技术（手动或在超声引导下）、细针穿刺针头的直径、病变的性质（实性或囊性）、样本采集/保存方法、制备技术导致的人工假象和有血液或其他物质存在，都会影响涎腺细针穿刺术的充足性。如果涎腺细针穿刺标本不结合临床和影像学结果，单凭细胞量可能不足以证明该标本是充足的[3-6,18]。来自涎腺癌的极少数高级别细胞可能足以诊断 FNA 标本为"可疑恶性"或"恶性"，而含有大量的非肿瘤性涎腺成分的穿刺标本可能因不能代表病变而被归类为"标本无法诊断"。

涎腺细针穿刺术充足性所需的细胞数量绝对值尚未在文献中得到验证和确定。最近，一篇对细胞病理医生的调查显示，许多从业者倾向于使用与贝塞斯达（Bethesda）甲状腺细胞学报告系统中所推荐的标准——至少6组细胞，每组10个细胞[7,8]。在获得更多的有效数据之前，建议将至少60个病灶细胞作为合理和客观的充分性指标。希望遵守一套实用的样本充足性标准，即使是经验性的，也有助于保证较低的假阴性率，同时有利于对患者进行更好、更全面的管理。基于在其他细胞学报告系统中标本无法诊断的占比以及作者自己的经验，预计涎腺细针穿刺标本无法诊断的发生率约为10%或更低。

定义

涎腺穿刺标本无法诊断是指由于质量和（或）数量的原因，提供的诊断材料不足以给出包含有效信息的解释。

细胞学标准

- 细胞极少或缺失（图 2.1），病变细胞少于 60 个。
- 制备不佳的涂片，存在妨碍评估细胞成分的人工假象（如风干的、模糊的血液和染色不佳）（图 2.2 和图 2.3）。

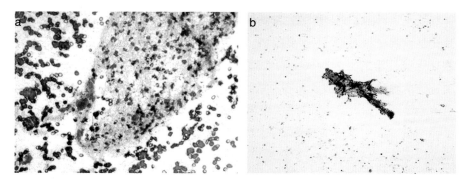

图 2.1　标本无法诊断。a. 有血液、碎片和极少量的炎症细胞，但不足以进行分类（涂片，罗氏染色）。b. 含少量细胞的穿刺物，显示血液背景和少量非病变细胞（涂片，巴氏染色）

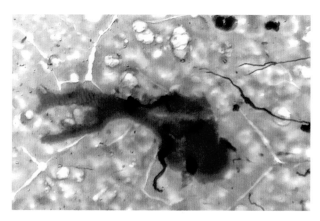

图 2.2　标本无法诊断。穿刺标本中含有致密的非特异性物质、背景碎片和广泛风干的人工假象（涂片，罗氏染色）

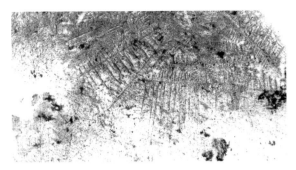

图 2.3　标本无法诊断。少量细胞穿刺物，含蛋白样物质和碎片的背景，伴有蕨类植物样的人工假象。病变细胞少，不足以进行分类（涂片，罗氏染色）

- 在临床或影像学确定存在肿物的情况下，样本显示非肿瘤性（正常）的涎腺成分（图 2.4）。
- 无上皮成分的非黏液性囊液应细分为"标本无法诊断，仅含囊液"（图 2.5）。

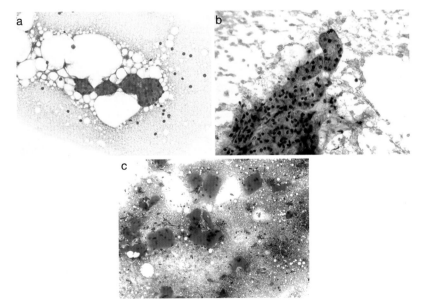

图 2.4　标本无法诊断。a. 该穿刺标本来自患者的孤立性肿物，且仅由血液和非肿瘤性（正常）涎腺成分组成（涂片，罗氏染色）。b. 该穿刺标本显示，非肿瘤性（正常）涎腺腺泡呈小叶状排列，伴局灶性导管细胞。一般认为该穿刺标本不代表临床确定的占位性病变（涂片，巴氏染色）。c. 该穿刺标本含有骨骼肌成分的分散碎片、血液和其他成分碎片（涂片，罗氏染色）

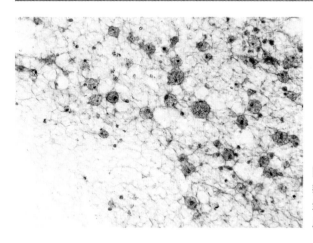

图 2.5 标本无法诊断。非黏液性囊肿内容物，含有组织细胞、碎片和少量炎症细胞（涂片，巴氏染色）

除了这些细胞学标准之外的情况

- 所有具有显著的细胞异型性的涎腺穿刺物不能归类为"标本无法诊断"（见第 4 章）。
- 不含上皮成分的黏液性囊液内容物应解释为"意义不明确的非典型性（AUS）"，而不是"标本无法诊断"（见第 4 章）。
- 存在大量无上皮成分的炎症细胞可解释为标本充足。
- 在不存在肿瘤细胞的情况下，提示存在肿瘤性基质成分不应归类为"标本无法诊断"。

注释

涎腺穿刺样本需要含有足够的细胞，才能确保细针穿刺诊断有较低的假阴性率，该样本还可用于患者分流以进行适当诊治。文献中尚未确立具体标准（如上皮细胞 / 病变细胞的最小数量或基质的最小数量）[1-16]。作者建议使用的细胞标本中应至少含有 60 个病变细胞[8,17]。仅含有良性、非肿瘤性涎腺组织（小叶状排列的良性腺泡细胞，伴有导管细胞和其他正常唾液腺成分）的细针穿刺标本通常应解释为"标本无法诊断"，因为极大可能是取样错误，且并不能代表待测标本的病变。当有临床或影像学证据表明有明确的肿物时，更是如此。

　　然而，也可能遇到仅由非肿瘤性涎腺成分组成的穿刺标本的情况，如涎腺病、存在副腮腺组织、涎石症、脂肪增多症和错构瘤[3-6,11-16]。这需要有良好的临床相关性来帮助确认这些非肿瘤性疾病是否为涎腺肿胀的原因，从而避免不必要的手术干预和重复 FNA 检查，这一点非常重要。

　　无明确的肿物且仅显示良性涎腺成分的双侧肿大涎腺穿刺标本可归类为"非肿瘤性"，而不是"标本无法诊断"（因其临床相关性良好）。谨慎起见，应在报告中添加"可能采样错误"的警示说明。

　　无论涎腺穿刺标本是否充足，均应将存在细胞异型性视为标本充足，并报告为意义不明确的非典型性或其他诊断类别（图 2.6）。此时，应添加注释来描述限制因素（如细胞不足）和非典型特征的性质。

　　当涎腺穿刺标本由不含细胞成分的大量基质组成时（图 2.7），该样本应归类于"标本无法诊断"以外的类别。具有这种细胞学特征的标本可提示肿瘤形成，取决于基质性质。考虑到可能为黏液表皮样癌或其他涎腺肿瘤伴囊性变，因此，不论是否含有组织细胞和炎症细胞，应将只产生囊性液体的穿刺标本描述为黏液性或非黏液性。如果囊液的性质不明确，应提供解释性说明。

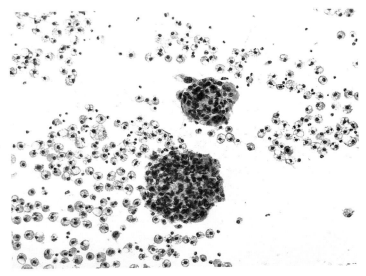

图 2.6　意义不明确的非典型性。囊肿穿刺标本显示组织细胞和 2 个少见的非典型上皮细胞群。存在异型性可排除将该标本归类为"标本无法诊断"。根据上皮细胞的数量和异型性的程度，该标本最好归类为"意义不明确的非典型性""恶性潜能未定的涎腺肿瘤"或"可疑恶性"（涂片，巴氏染色）

（或）影像学检查中检测到的病变。如果有临床指征，建议在影像学引导下行重复细针穿刺。

例 3

评估在保存过程中受到人工假象干扰的标本。

标本无法诊断

只有极少量的且保存较差的细胞，不足以进行诊断。参见注释。

注释：由于细胞较少且样本保存较差，该标本为无法诊断样本。

例 4（囊性病变）

评估缺乏上皮细胞或病变细胞，仅有囊液的标本。

标本无法诊断，囊液

无细胞、非黏液性囊液。参见注释。

注释：如果有临床指征，建议在影像学引导下行重复细针穿刺。

（译者　赵　焕　孙子涵）

参考文献

1. Ashraf A, Shaikh AS, Kamal F, Sarfraz R, Bukhari MH. Diagnostic reliability of FNAC for salivary gland swellings: a comparative study. Diagn Cytopathol. 2010;38(7):499–504.
2. Contucci AM, Corina L, Sergi B, Fadda G, Paludetti G. Correlation between fine needle aspiration biopsy and histologic findings in parotid masses. Personal experience. Acta Otorhinolaryngol Ital. 2003;23(4):314–8.
3. Mairembam P, Jay A, Beale T, Morley S, Vaz F, Kalavrezos N, Kocjan G. Salivary gland FNA cytology: role as a triage tool and an approach to pitfalls in cytomorphology. Cytopathology. 2016;27(2):91–6.
4. Naz S, Hashmi AA, Khurshid A, Faridi N, Edhi MM, Kamal A, Khan M. Diagnostic role of fine needle aspiration cytology (FNAC) in the evaluation of salivary gland swelling: an institutional experience. BMC Res Notes. 2015;8:101–5.
5. Raymond MR, Yoo JH, Heathcote JG, McLachlin CM, Lampe HB. Accuracy of fine-needle aspiration biopsy for Warthin's tumours. J Otolaryngol. 2002;31(5):263–70.
6. Rossi ED, Wong LQ, Bizzarro T, Petrone G, Mule A, Fadda G, Baloch ZM. The impact of FNAC in the management of salivary gland lesions: institutional experiences leading to a risk based classification scheme. Cancer Cytopathol. 2016;124(6):388–96.

7.　Rossi ED, Faquin WC, Baloch Z, Barkan GA, Foschini MP, Pusztaszeri M, et al. The Milan System for Reporting Salivary Gland Cytopathology: analysis and suggestions of initial survey. Cancer Cytopathol. 2017;125(10):757–66.

8.　Ali SZ, Cibas ED, editors. The Bethesda system for reporting thyroid cytopathology: definitions, criteria and explanatory notes. New York: Springer; 2010.

9.　Jain E, Gupta R, Kudesia M, Singh S. Fine needle aspiration cytology in diagnosis of salivary gland lesions: a study with histologic comparison. Cytojournal. 2013, Jan 31;10:5.

10.　Stewart CJR, MacKenzie K, McGarry GW, Mowat A. Fine-needle aspiration cytology of salivary gland: a review of 341 cases. Diagn Cytopathol. 2000;22(3):139–46.

11.　Zbären P, Guélat D, Loosli H, Stauffer E. Parotid tumors: fine-needle aspiration and/or frozen section. Otolaryngol Head Neck Surg. 2008;139(6):811–5.

12.　Costas A, Castro P, Martin-Granizo R, Monje F, Marron C, Amigo A. Fine needle aspiration biospy (FNAB) for lesions of the salivary glands. Br J Oral Maxillofac Surg. 2000;38(5):539–42.

13.　Griffith CC, Pai RK, Schneider F, Duvvuri U, Ferris RL, Johnson JT, Seethala RR. Salivary gland tumor fine needle aspiration cytology. A proposal for a risk stratification classification. Am J Clin Pathol. 2015;143(6):839–53.

14.　Tyagi R, Dey P. Diagnostic problems of salivary gland tumors. Diagn Cytopathol. 2015;43(6):495–509.

15.　Faquin WC, Powers CN. Salivary gland cytopathology. Essentials in cytopathology, vol. 5. Rosenthal DL, series editor. New York: Springer; 2008. p. 41–80.

16.　DeMay RM. Salivary gland. In: The Art & Science of Cytopathology, vol. 2. 2nd ed. Chicago: ASCP Press; 2012. p. 775–838.

17.　Cibas ES, Ali SZ, NCI Thyroid FNA State of the Science Conference. The Bethesda system for reporting thyroid cytopathology. Am J Clin Pathol. 2001;132(5):658–65.

18.　Wang H, Fundakowski C, Khurana JS, Jhala N. Fine-Needle aspiration biopsy of salivary gland lesions. Arch Pathol Lab Med. 2015;139(12):1491–7.

第3章　非肿瘤性

William Faquin, Massimo Bongiovanni, Fabiano Mesquita Callegari,
Sule Canberk, Tarik M. Elsheikh, Daniel F.I.Kurtycz, Oscar Lin,
Marc Pusztaszeri

背景

涎腺的非肿瘤性病变比较常见，在临床上可因有明显肿物而与肿瘤相似[1-5]。急性涎腺炎和慢性涎腺炎以及肉芽肿性疾病是最常见的非肿瘤性病变[6]（表3.1）。急性涎腺炎通常是由细菌感染引起，由于其典型的临床表现，很少通过细针穿刺术（FNA）进行采样。慢性涎腺炎可能是由导管阻塞引起，最常见的是涎石症，但在某些情况下，可能与全身因素有关（如IgG4相关性疾病）。肉芽肿性涎腺炎并不常见，其原因包括黏液囊肿、感染和结节病[7-12]。

分类为"非肿瘤性"的涎腺疾病的平均恶性风险（ROM）约为10%，研究报告范围为0~20%[8-13]。重要的是应该在选择接受涎腺FNA的可疑恶性肿瘤的患者群体中进行ROM评估。许多非肿瘤性涎腺疾病也可以继发于肿瘤性病变。米兰系统的目标之一是提高检出率。当报告涎腺FNA为"非肿瘤性"时，有必要结合临床表现和影像学资料进行判断，以避免假阴性FNA结果。

定义

"非肿瘤性"是指显示良性非肿瘤性改变的标本，包括急性炎症反应或慢性炎症反应、结构改变和感染。使用"非肿瘤性"这一诊断时应与临床和影像学资料相结合。

表 3.1 涎腺炎的病因

急性
化脓性
金黄色葡萄球菌感染
链球菌感染
非化脓性
副黏病毒感染
巨细胞病毒感染
EB 病毒感染
慢性
阻塞性涎腺病
结石
创伤 / 损伤
感染
引起导管阻塞的其他原因，包括辐射、肿瘤和 IgG4 相关性疾病
肉芽肿性
阻塞性涎腺病
结石、渗出的黏蛋白、分泌物
其他引起导管阻塞的原因，包括肿瘤
特异性感染
分枝杆菌感染
猫抓病
弓形虫病
兔热病
真菌病
结节病
系统性疾病
韦格纳肉芽肿（肉芽肿伴多血管炎）
克罗恩病

涎石症

涎石症，即导管内有结石形成，通常与涎腺肿大和疼痛有关，临床症状类似于肿瘤[6]。结石通常由磷酸钙和碳酸钙混合其他次要成分组成。涎石症主要发生在颌下腺（高达 80% 发生在 Wharton 导管），较少发生在腮腺（约20% 发生在 Stensen 导管），极少数发生在舌下腺。影像学检查如计算机断层扫描（CT）在发现导管结石和相应的导管扩张方面的准确率非常高。

细胞学标准
- 细针穿刺细胞量少。
- 腺泡细胞稀少或缺失。
- 良性导管细胞和（或）鳞状化生、纤毛或黏液细胞群。
- 炎症背景 ± 黏液。
- 钙化（结石碎片）。

注释

在疾病的早期阶段，对涎腺结石引起的涎腺肿物穿刺时，穿刺结果可能只发现形态正常的涎腺组织。在这种情况下，主要的诊断考虑因素是采样误差。若病变长期存在，可见慢性炎症浸润（即慢性涎腺炎）、导管上皮鳞状化生和实质萎缩（图3.1）。结合临床和影像学资料，涎石症的诊断通常是明确的。大约50%的病例可在FNA标本中发现结石或晶体碎片（图3.2）。然而，当未见结石碎片时，上皮改变（尤其是鳞状细胞化生和黏液细胞化生）和黏液背景可能很难与低级别恶性黏液表皮样癌（LGMEC）相鉴别（见第7章）。尽管涎石症患者的细胞异型程度通常较轻，但是鳞状上皮化生细胞的不典型性也会增加诊断为转移性鳞状细胞癌的可能性（图3.3）。在某些情况

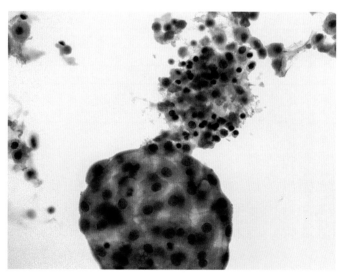

图3.1 非肿瘤性。涎石症细针穿刺涂片可见成簇化生的导管细胞，背景伴急、慢性炎症细胞浸润（涂片，巴氏染色）

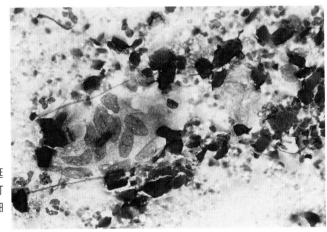

图 3.2　非肿瘤性。涎石症细针穿刺涂片，可见结石碎片和多核巨细胞（涂片，巴氏染色）

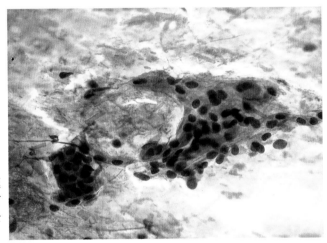

图 3.3　非肿瘤性。涎石症细针穿刺活检，可见化生的导管细胞（涂片，巴氏染色）

下，可能需要诊断"意义不明确的非典型性病变"并附上解释性说明（见第4 章）。

急性涎腺炎

　　急性涎腺炎最常累及腮腺，其次是颌下腺[6,14]。很少应用 FNA 检查，因为通常根据典型的临床症状即可诊断，并使用抗生素进行治疗。急性涎腺炎分为急性化脓性涎腺炎或急性非化脓性涎腺炎。急性化脓性涎腺炎最常由口腔细菌引起，如金黄色葡萄球菌或链球菌。在脱水、口腔卫生不良、营养不良、口腔肿瘤、肝硬化和糖尿病的老年患者中更为常见。急性非化脓性涎腺炎多见于儿童，常与病毒感染有关，包括副黏病毒（腮腺炎病毒）、巨细胞病毒（CMV）和 EB 病毒（EBV，可引起单核细胞增多症）。此外，因结石或狭窄导致下颌下腺导管（Wharton 导管）阻塞而继发的急性涎腺炎也有报道。

细胞学标准

- 大量中性粒细胞 ± 细菌（图 3.4）。
- 组织细胞。
- 坏死性炎症碎片（化脓性）。
- 肉芽组织（后期）。

注释

对于急性涎腺炎，不常采用 FNA，而且接受 FNA 的急性涎腺炎患者通常觉得很痛，FNA 仅用于排除潜在的肿瘤性疾病。任何残留的肿块都应该在炎症消退后进行穿刺检查，因为高级别癌的肿瘤素质可以与急性涎腺炎相似。相反，应注意的是，不要过度关注由于急性炎症而导致的导管细胞反应性增生和退行性改变（图 3.5）。细菌的特殊染色以及微生物培养和药敏试验都有意义。

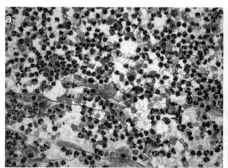 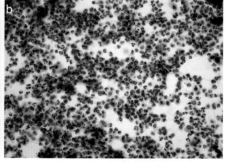

图 3.4 非肿瘤性。急性涎腺炎细针穿刺活检（a. 涂片，罗氏染色；b. 涂片，巴氏染色）显示大量的急性炎症细胞，偶尔有组织细胞和背景碎片，但没有肿瘤形成的证据。需要结合临床随访和影像学检查情况，以确保细针穿刺涂片具有代表性

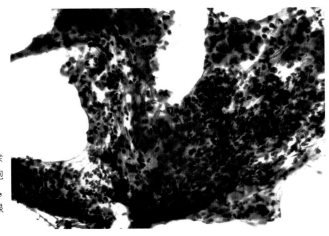

图 3.5 非肿瘤性。涂片可见灶状导管细胞（右上）反应性增生，背景为明显的急性涎腺炎（涂片，巴氏染色）

包括 IgG4 相关性疾病在内的慢性涎腺炎

慢性涎腺炎主要累及颌下腺[15]。在中年人中最常见，男性的发病率略高。临床病史和体格检查往往提示诊断；然而，有些病例会表现为实性肿物类似于肿瘤。它与涎石症继发的导管阻塞密切相关。引起导管阻塞和慢性涎腺炎的其他因素包括辐射、手术、创伤、自身免疫性疾病和暴食症。慢性阻塞性涎腺炎、慢性复发性涎腺炎和慢性硬化性涎腺炎是本病的 3 种主要形式。慢性硬化性涎腺炎也被称为 Küttner 瘤，有些是 IgG4 相关性疾病的一种表现，Küttner 瘤可以是局部性的，也可以是全身性的。慢性硬化性涎腺炎通常是双侧的，可导致腺体普遍硬化。IgG4 阳性浆细胞和血清 IgG4 水平的升高提示 IgG4 相关性疾病，其诊断是基于特定的临床特征和组织病理学标准。

细胞学标准
- 细胞量少。
- 少量导管细胞，可能是基底样细胞或化生细胞。
- 腺泡细胞缺失或稀少。
- 慢性炎症（包括淋巴细胞和浆细胞）。
- 间质纤维化。

注释

穿刺标本的细胞量少、腺泡细胞缺失、小的导管细胞群和轻度慢性炎症是慢性涎腺炎的特征（图 3.6），但是需要结合临床和影像学资料来排除不具代表性的 FNA 样本。慢性涎腺炎最常见的问题是将化生或萎缩的导管细胞（图 3.7）误认为基底细胞样肿瘤（见第 4 章）。相反，慢性涎腺炎通常缺乏基底细胞样肿瘤细针穿刺涂片中的细胞密度和较大的三维上皮团。

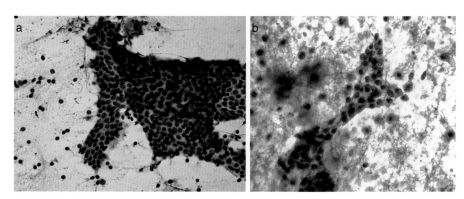

图 3.6 非肿瘤性。a. 慢性涎腺炎细针穿刺涂片可见片状形态温和的导管细胞。b. 慢性涎腺炎细针穿刺涂片可见具有非典型性反应性增生的导管细胞（涂片，巴氏染色）

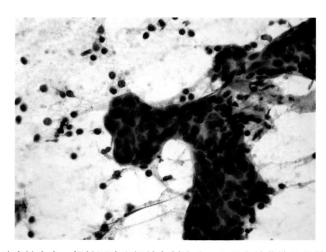

图 3.7 非肿瘤性病变。慢性涎腺炎细针穿刺涂片，可见小灶萎缩的导管细胞，呈基底细胞样形态，伴慢性炎症背景；需避免将其误认为基底细胞样肿瘤（涂片，巴氏染色）

除结石碎片和炎症细胞外，慢性涎腺炎和部分良性炎性囊肿还可见淀粉酶晶体（图 3.8），这是一种矩形、针状、菱形和片状的非双折射晶体结构[16,17]。淀粉酶晶体主要与良性、非肿瘤性疾病有关，偶尔也有报道其可见于 Warthin 瘤和多形性腺瘤（PA）。在可见淀粉酶晶体的炎症病例的诊断报告中应包括一项注释，即结合临床和影像学检查有助于排除肿瘤性疾病，这一点很重要。在涎腺细针穿刺活检中可见到的其他晶体包括小花状酪氨酸晶体、胶原晶体和草酸钙晶体。与淀粉酶晶体不同，酪氨酸晶体更常与肿瘤有关，最常见的是 PA，也可能与一些恶性肿瘤有关[17]。

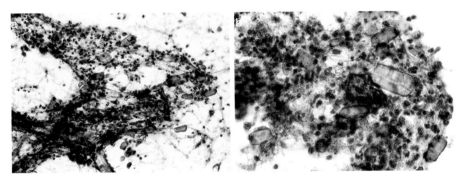

图 3.8　非肿瘤性病变。淀粉酶晶体（a、b）是矩形、针状、菱形和片状的非双折射晶体结构，其常与非肿瘤性炎症有关，如本病例（涂片，巴氏染色）

肉芽肿性涎腺炎

肉芽肿性炎症可累及涎腺实质或相关淋巴结。患者的症状通常表现为缓慢增长的肿物[14]。该病通常继发于阻塞性涎腺病的导管内容物外渗，特别是黏蛋白的反应，可由多种原因引起，包括特定的感染（如分枝杆菌病、放线菌病、猫抓病、弓形虫病、兔热症）或较少见的系统性肉芽肿性疾病（如结节病）。在极少数情况下，肉芽肿性炎症可由某些肿瘤性疾病引起，如霍奇金淋巴瘤、T 细胞淋巴瘤和某些转移癌（如鼻咽癌）。

细胞学标准
• 细胞量少（腺泡和导管细胞稀少）。

- 上皮样组织细胞群。
- 数量不等的急、慢性炎症细胞。
- ± 多核巨细胞。
- ± 坏死的背景。

注释

肉芽肿性涎腺炎的诊断依赖于发现上皮样组织细胞群（图 3.9a）。梗阻性涎腺病合并导管内容物外渗是肉芽肿性反应最常见的原因，可由结石引起，也可由肿瘤引起。在肉芽肿较明显的病例中，应注意避免将具有中等数量嗜酸性细胞胞质和弯曲状细胞核的上皮样组织细胞误认为上皮性肿瘤。分枝杆菌感染（结核性或非结核性）是感染性肉芽肿性涎腺炎最常见的病因，尽管特殊染色（AFB）很少能发现抗酸细菌（分枝杆菌）。涎腺的其他肉芽肿性感染是罕见的。猫抓病和兔热病可能与化脓性肉芽肿性炎症有关，包括外周的栅栏状上皮样组织细胞、中央的中性粒细胞，以及相关的混合性慢性炎症。当怀疑是感染性病因时，可以使用细胞蜡块或液基玻片进行特殊染色。此外，细胞病理学医生应结合微生物培养和（或）聚合酶链反应（PCR）检测进行判断；否则，患者可能需要反复进行 FNA 以获得额外的证据。结节病（图 3.9b）是肉芽肿性涎腺炎最常见的全身性病因之一。细针穿刺涂片可见松散的上皮样组织细胞，通常无坏死背景（非干酪样）。结节病是一种排除性诊断，需要结合临床表现和微生物学相关检查以及特殊染色的结果才能排除感染性病因。

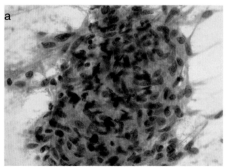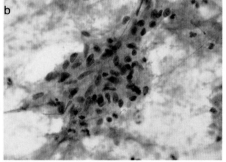

图 3.9　非肿瘤性。a. 肉芽肿性涎腺炎，细针穿刺涂片可见大片上皮样组织细胞，应排除感染性因素；b. 结节病，细针穿刺涂片可见松散的上皮样组织细胞，通常缺乏坏死背景（非干酪样）（涂片，巴氏染色）

淋巴结反应性增生

　　腮腺内和腮腺周围的淋巴结肿大是涎腺肿物常见的非肿瘤性病变的原因（表 3.2）。经常采用 FNA 取样，目的是确认良性疾病、诊断感染、排除转移性疾病或淋巴瘤[18]。腮腺淋巴结增生的病因可以是非特异性的，也可以是临床或亚临床细菌或病毒感染的反应，通常累及面部或头皮。单核细胞增多症、肺结核和猫抓病等也会导致该反应。

表 3.2　淋巴结反应性增生的原因

非特异性的
特异性的
细菌性和真菌性淋巴结炎
传染性单核细胞
分枝杆菌性淋巴结炎
猫抓病
结节病
Rosai–Dorfman 病（窦组织细胞增生症伴巨大淋巴结病）
菊池淋巴结炎（Kikuchi lymphadenitis）

　　细胞学标准
　　淋巴结反应性增生的穿刺样本通常细胞量丰富，并含有以下成分（图 3.10 和图 3.11）。

- 以成熟的小型淋巴细胞为主的混合淋巴细胞群。

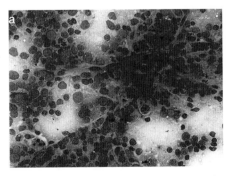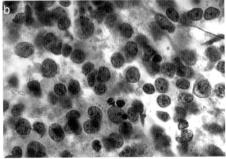

图 3.10　非肿瘤性。淋巴结反应性增生，细针穿刺涂片，可见混合细胞群，主要是中小型淋巴细胞与滤泡树突状细胞（a. 涂片，罗氏染色，加拿大多伦多大学 William Geddie 博士提供；b. 涂片，巴氏染色）。可以通过流式细胞术来确认多克隆群体

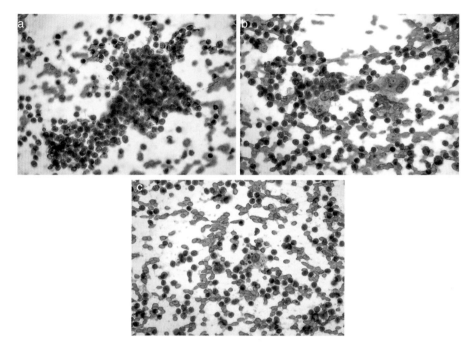

图 3.11　非肿瘤性。淋巴结反应性增生，细针穿刺涂片。a. 聚集成簇的淋巴细胞和滤泡树突状细胞，代表生发中心碎片。b、c. 着色小体巨噬细胞出现在以小的成熟淋巴细胞为主的背景中，偶见滤泡树突状细胞（涂片，巴氏染色）

- 着色小体巨噬细胞。
- 生发中心的淋巴组织细胞聚集。
- 淋巴腺小体背景。

注释

淋巴细胞、着色小体巨噬细胞和树突状细胞混合分布提示反应性淋巴样增生。在大多数情况下，主要细胞群由小型成熟 B 淋巴细胞和 T 淋巴细胞混合组成。临床需要通过流式细胞术或免疫组织化学观察来证实其多克隆性。

特别是在评估老年人、大于 3 cm 的多发性肿物或淋巴结的细针穿刺涂片时尤应谨慎。此外，自身免疫性疾病（如干燥综合征）患者患原发性腮腺淋巴瘤的风险增加。有时，反应性淋巴样增生可能含有比例增加的较大细胞，无论是淋巴样细胞还是组织细胞（图 3.12），这可能导致 AUS 的诊断。EBV 引起的传染性单核细胞增多症可出现明显的非典型细胞。同样重要的

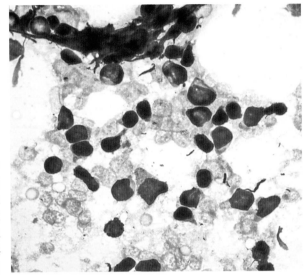

图 3.12　意义不明确的非典型性。淋巴结细针穿刺涂片，可见较大淋巴细胞的比例增加。在缺乏流式细胞术排除淋巴瘤的情况下，此类穿刺涂片应归类为 AUS（涂片，罗氏染色）

是，需要注意一部分淋巴瘤的穿刺活检可见与反应性淋巴增生相似的表现，如结外边缘区淋巴瘤以及霍奇金淋巴瘤、一些 T 细胞淋巴瘤和富含 T 细胞的 B 细胞淋巴瘤等。对于需要与淋巴瘤进行鉴别诊断的涎腺淋巴结穿刺病例，强烈建议使用未固定的样本进行流式细胞术检测。

淋巴结病患者的临床和随访资料很重要，建议对持续性淋巴结病的病理报告附加评估的注释。尤其在未进行免疫表型分析的情况下，对于某些未被怀疑的淋巴瘤，如流式细胞术检测结果可能为阴性的霍奇金淋巴瘤更应标注注释。

良性淋巴上皮病变 / 淋巴上皮性涎腺炎（LESA）

淋巴上皮性涎腺炎（LESA）是一种良性疾病，其特征是淋巴细胞浸润并伴有腺实质萎缩，导管细胞增生并伴有上皮内淋巴细胞浸润（图 3.13）。这是一种自身免疫性疾病，通常与干燥综合征有关。女性更为常见，大约 90% 的病例会累及腮腺[19]。双侧患病是其典型特征，尽管一侧腺体的症状可能比另一侧更严重。临床表现为反复出现腮腺肿大，通常呈进行性，并伴有不同程度的不适或疼痛。Sjögren 综合征患者患淋巴瘤的风险增加，尤其是结外边缘区的淋巴瘤。

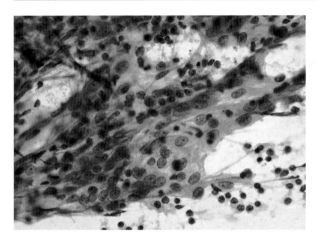

图 3.13 非肿瘤性病变。淋巴上皮性涎腺炎的淋巴上皮病变，可见片状形态温和的导管上皮细胞夹杂着小淋巴细胞（涂片，巴氏染色）

细胞学标准

LESA 的标志性细胞学特征如下。

• 针吸细胞量丰富。

• 淋巴上皮病变由簇状导管细胞组成，通常伴有鳞状化生，上皮内可见小的成熟淋巴细胞浸润（图 3.14）。

• 淋巴细胞、树突状细胞和着色小体巨噬细胞混合分布，以小的成熟淋巴细胞为主。

• 淋巴组织细胞聚集。

• 腺泡细胞通常缺失。

注释

LESA 细针穿刺涂片中的淋巴上皮病变通常具有鳞状化生的特征。导管上皮细胞呈现均匀的非典型性，包括增大的细胞核、大小不等的核仁，总体类似于修复性改变。在某些情况下，特别是在没有 LESA 的临床表现时，需要与淋巴结转移癌相鉴别。与转移性癌相比，LESA 细针穿刺涂片中的上皮细胞核缺乏明显的多形性、有丝分裂活性、染色质增厚和背景坏死。鉴于 LESA 患者患原发性淋巴瘤的风险增加，建议采用流式细胞术评估细针穿刺标本中的多克隆性，并对具有非典型特征的淋巴细胞进行评估。

与通常为实性的 LESA 相比，淋巴上皮囊肿（包括艾滋病相关性淋巴上皮囊肿）的穿刺涂片缺乏 LESA 的大片状淋巴上皮病变表现，可见蛋白质囊肿内容物和混合的退变鳞状细胞、角蛋白碎片，以及淋巴细胞和组织细胞

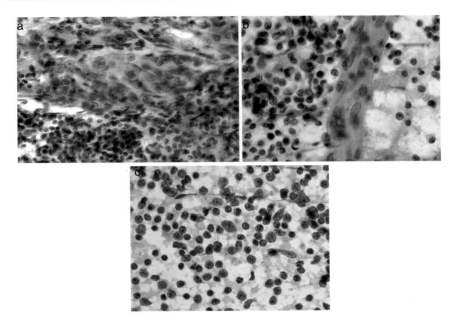

图 3.14　非肿瘤性。a、b. 淋巴上皮性涎腺炎（LESA）的淋巴上皮病变，可见片状鳞化的导管上皮细胞。c. LESA 的相关淋巴细胞群，其是一种混合细胞群，以小的成熟淋巴细胞为主（涂片，巴氏染色）

（图 3.15）。在某些情况下，也可能会遇到内衬纤毛柱状上皮的腺性囊肿。对于中老年患者，应注意排除转移性鳞状细胞癌的可能性，转移性鳞状细胞癌通常比淋巴上皮囊肿表现出更明显的鳞状细胞异型性。

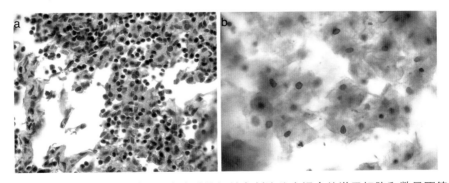

图 3.15　非肿瘤性。a. 淋巴上皮囊肿的细针穿刺涂片由混合的淋巴细胞和数量不等的树突状细胞组成。b. 有些病例可能仅显示为囊性内容物，并伴大量有核或无核的鳞状细胞。临床表现对排除鳞状细胞癌十分重要（涂片，巴氏染色）

有时被归类为"非肿瘤性"的病变

涎腺病

涎腺病或涎腺症是一种罕见的持续性、非炎症性、非肿瘤性涎腺肿大[7]。涎腺病主要发生在腮腺,通常为双侧,偶尔也可能发生在颌下腺。涎腺病几乎总是与某些全身性疾病有关,如糖尿病、甲状腺功能减退、营养不良、肥胖、酗酒、肝硬化、艾滋病病毒感染,以及服用某些药物(特别是抗高血压药物)或妊娠。临床上,涎腺肿胀是逐渐发展的,没有明确的肿物,通常是无痛的。

细胞学标准(图 3.16)
- 穿刺取得的标本细胞量丰富。
- 成簇增大的(肥大的)腺泡细胞。
- 保留腺泡的正常细胞结构排列。
- 裸核的腺泡细胞背景。
- 纤维脂肪组织。
- 没有提示肿瘤、囊肿或炎性病变的特征。

注释
对于涎腺病,可能很难通过细针穿刺术来判断腺泡大小,但临床怀疑存在这种情况。临床和影像学的相关证据在诊断涎腺病中必不可少,因为其主要的

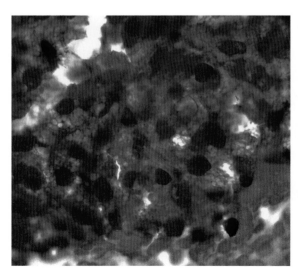

图 3.16 非肿瘤性。涎腺病细针穿刺涂片,可见大簇空泡化的腺泡细胞。此穿刺标本需要结合临床才能解释(涂片,罗氏染色)

鉴别诊断是取样错误（即"标本无法诊断"，见第 2 章）。因此，对于仅含有非肿瘤性涎腺成分的细针穿刺涂片，当存在不相关的肿物（即提示可能存在取样错误）时，细胞病理医生通常应将其归类为"非肿瘤性"，或在不存在不相关的肿物且有相应临床影像学信息的情况下，将其归类为"非肿瘤性"。在这两种情况下，强烈建议使用描述有取样错误可能性的注释（参见本章报告范例）。

　　由于涎腺病中存在大量的腺泡细胞，必须注意不要将其与分化良好的腺泡细胞癌相混淆（见第 7 章）。鉴别点是，涎腺病的细胞保留正常的细胞学和组织学细胞结构，包括正常的导管成分，而腺泡细胞癌的肿瘤细胞则不是。涎腺病的其他鉴别诊断包括副腮腺、错构瘤、脂肪瘤 / 脂肪增生和涎石症。副腮腺组织在临床上可表现为肿物，可出现在位于咬肌上方的腮腺导管（Stensen 导管）的任何位置。

嗜酸细胞增生症（oncocytosis）

　　嗜酸细胞增生症主要见于老年人，是一种增生性改变，腺泡细胞和导管细胞均发生了不同程度的嗜酸性化生（图 3.17）。由于与嗜酸细胞腺瘤（真正的肿瘤）在临床表现和组织学改变方面有重叠，无法根据嗜酸细胞增生的程度将其与嗜酸细胞腺瘤相鉴别[20]。故大多数嗜酸细胞增生症的 FNA 诊断被归入"恶性潜能未定的涎腺肿瘤"类别（见第 5 章）。

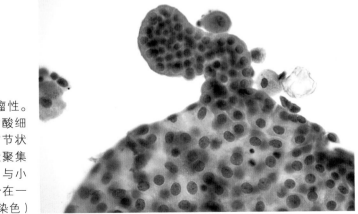

图 3.17　非肿瘤性。穿刺标本来自嗜酸细胞增生症的多结节状腺体，可见片状聚集的嗜酸性细胞，与小片导管上皮融合在一起（涂片，巴氏染色）

细胞学标准

- 腺泡细胞和导管细胞的胞质丰富，呈颗粒状、嗜酸性。
- 腺泡细胞和导管细胞保留正常结构排列。
- 存在数量不等的良性导管细胞和纤维脂肪组织。
- 没有提示肿瘤、囊肿或炎性病变的特征。

注释

随着年龄的增长，涎腺中的嗜酸细胞增生症更为常见。鉴别诊断包括嗜酸细胞腺瘤，以及可发生嗜酸性化生的几种原发性涎腺肿瘤，包括多形性腺瘤和黏液表皮样癌。避免将嗜酸细胞增生症误诊为嗜酸细胞肿瘤的关键是认识到嗜酸性的腺泡细胞和导管细胞在"正常"结构模式中混合存在。

临床管理

经 FNA 诊断为"非肿瘤性"的涎腺病变应根据病变的性质，在临床上进行多次体格检查、影像学检查或两者相结合。当临床或影像学特征出现任何变化时都应积极进行重复细针穿刺，应考虑到对于这类涎腺病变存在采样错误的风险。

报告范例

例 1

评估满意。
非肿瘤性
丰富的急性炎症和反应性改变，符合急性涎腺炎。参见注释。
注释：建议结合微生物学检查。

例 2

评估受限于细胞量稀少。
非肿瘤性

符合慢性涎腺炎。参见注释。

注释：建议结合临床和影像学检查，以确保细针穿刺活检能代表病变。

例 3

评估满意。

非肿瘤性

肉芽肿性炎症。参见注释。

注释：非坏死性肉芽肿伴有急、慢性炎症。诊断考虑包括继发于阻塞性涎腺病、感染和结节病的非特异性反应。建议结合微生物学检查。

例 4

评估满意。

非肿瘤性

符合反应性淋巴组织增生。参见注释。

注释：对应的流式细胞术检查结果为良性，支持诊断。建议进行临床随访，如果淋巴结病变持续存在，可能需要进行追加评估。

例 5

评估满意。

非肿瘤性

符合淋巴上皮性涎腺炎。参见注释。

注释：相对应的流式细胞术检查结果为良性，支持诊断。

例 6

评估满意。

非肿瘤性

良性涎腺组织，提示涎腺病。参见注释。

注释：根据临床表现，双侧涎腺增大，无散在肿块，显微镜下可见腺泡细胞增大，提示涎腺病。需要结合临床和影像学检查来确保 FNA 样本能够代表病变。

（译者　毛美玲　刘红刚）

参考文献

1. DeMay RM. Salivary gland. In: The art & science of cytopathology. vol. 2. 2nd ed. Chicago:ASCP Press; 2012. p. 775–838.
2. Droese M. Cytological diagnosis of sialadenosis, sialadenitis, and parotid cysts by fine-needleaspiration biopsy. Adv Otorhinolaryngol. 1981;26:49–96.
3. Eveson JW, Nagao T. Diseases of the salivary glands. In: Barnes L, editor. Surgical pathologyof the head and neck, vol. 1. 3rd ed. New Y ork: Informa Healthcare; 2009. p. 475–648.
4. Faquin WC, Powers CN. Salivary gland cytopathology. Essentials in cytopathology, vol. 5.Rosenthal DL, series editor. New Y ork: Springer; 2008. p. 41–80.
5. Gupta S, Sodhani P . Sialadenosis of parotid gland: a cytomorphologic and morphometric studyof four cases. Anal Quant Cytol Histol. 1998;20 (3):225–8.
6. Stanley MW, Bardales RH, Beneke J, Korourian S, Stern SJ. Sialolithiasis. Differential diagnostic problems in fine-needle aspiration cytology. Am J Clin Pathol. 1996;106 (2):229–33.
7. Ascoli V , Albedi FM, De Blasiis R, Nardi F. Sialadenosis of the parotid gland: report of fourcases diagnosed by fine-needle aspiration cytology. Diagn Cytopathol. 1993;9 (2):151–5.
8. Stewart CJR, MacKenzie K, McGarry GW, Mowat A. Fine-needle aspiration cytology of salivary gland: a review of 341 cases. Diagn Cytopathol. 2000;22 (3):139–46.
9. Jain E, Gupta R, Kudesia M, Singh S. Fine needle aspiration cytology in diagnois of salivarygland lesions: a study with histological comparison. Cytojournal. 2013;10:5.
10. Pastore A, Borin M, Malagutti N, Di Laora A, Becati D, Delazer AL, et al. Preoperative assessment of salivary gland neoplasm with fine needle aspiration cytology and echography: a retrospective analysis of 357 cases. Int J ImmunopatholPharmacol. 2013;26 (4):965–71.
11. Layfield LJ, Glasgow BJ. Diagnosis of salivary gland tumors by fine needle aspiration cytology: A review of clinical utility and pitfalls. Diagn Cytopathol. 1991;7 (3):267–72.
12. Rossi ED, Wong LQ, Bizzaro T, Petrone G, Mule A, Fadda G, Baloch ZW. The impact ofFNAC in the management of salivary gland lesions: institutional experiences leading to a riskbased classification scheme. Cancer Cytopathol. 2016;124 (6):388–96.
13. Wei S, Layfield LJ, LiVolsi V A, Montone KT, Baloch ZW. Reporting of fine needle aspiration (FNA) specimens of salivary gland lesions: a comprehensive review. Diagn Cytopathol.2017;45 (9):820–7.
14. Tyagi R, Dey P . Diagnostic problems of salivary gland tumors. Diagn Cytopathol. 2015;43 (6):495–509.
15. Bhatti RM, Stelow EB. IgG4-related disease of the head and neck. Adv Anat Pathol. 2013;20 (1):10–6.
16. Nasuti JF, Gupta PK, Fleisher SR, LiVolsi V A. Nontyrosine crystalloids in

saliveryglandlesions: report of seven cases with fine-needle aspiration cytology and follow-up surgicalpathology. Diagn Cytopathol. 2000;22 (3):167–71.

17. Pantanowitz LP , Goulart RA, Cao QJ. Salivary gland crystalloids. Diagn Cytopathol.2006;34 (11):749–50.

18. Wakely PE Jr., Cibas ES. Lymph nodes. In: Cibas ES, Ducatmnan BS, editors. Cytology:diagnostic principles and clinical correlates, 3rd ed. (Expert Consult). Philadelphia: ElsevierSaunders; 2009. p. 319–58.

19. Michelow P , Dezube BJ, Pantanowitz L. Fine needle aspiration of salivary gland masses inHIV-infected patients. Diagn Cytopathol. 2012;40 (8):684–90.

20. Rooper L, Onenerk M, Siddiqui MT, Faquin WC, Bishop JA, Ali S. Multinodular oncocytichyperplasia: can cytomorphology allow preoperative diagnosis of a non-neoplastic salivarydisease? Cancer Cytopathol. 2017;125 (8):627–34.

第4章 意义不明确的非典型性

Marc Pusztaszeri, Zubair Baloch, William Faquin, Esther Diana Rossi, Z. Laura Tabatabai

背景

　　涎腺细针穿刺术（FNA）的目的之一是确定病变是否为肿瘤，因为该结果会影响到临床治疗[1-5]。米兰系统中，当涎腺 FNA 不能确定病变是否为肿瘤时，将病变归类为"意义不明确的非典型性"（AUS）。AUS 分类将有助于减少"非肿瘤性"分类中假阴性的诊断，同时减少"肿瘤"分类中假阳性的诊断。

　　AUS 分类本质上具有异质性，通常与分析前因素（如 FNA 技术、涂片技术、干燥后的人工假象、细胞重叠模糊不清）或病变的固有特征（如囊性、纤维变性、坏死）有关，导致很少量的细胞可以被完整保存。诊断为"AUS"的样本通常会显示非肿瘤性和肿瘤之间的形态重叠[1-10]。

定义

　　"意义不明确的非典型性"适用于由于细胞数量不足或细胞形态不完整而做出非肿瘤性或肿瘤的诊断时。此外，当 FNA 标本表现出非典型的细胞形态学特征时，就可以排除将其归类为"非诊断性"的可能，大多数是反应性非典型性改变或取样不佳的肿瘤性标本。

细胞学标准

　　AUS 的诊断可用于以下几种情况。

- 反应性和修复性非典型性改变，不足以诊断为肿瘤（图 4.1）。
- 鳞状上皮化生、嗜酸细胞化生或其他化生性改变，不足以诊断为肿瘤（图 4.2~ 图 4.4）。

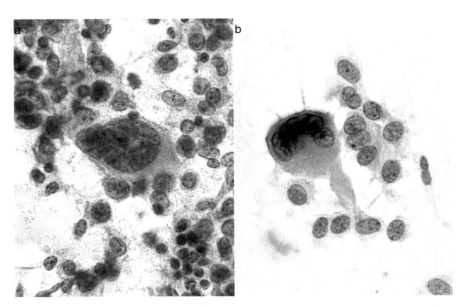

图 4.1　意义不明确的非典型性。两张图片（a、b）显示了在炎症背景下罕见的非典型细胞，不能确定是否为肿瘤（涂片，巴氏染色）

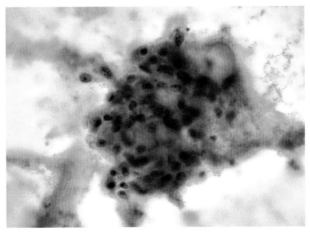

图 4.2　意义不明确的非典型性。上皮样细胞群，不确定是否为肿瘤（涂片，巴氏染色）

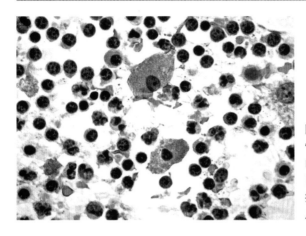

图 4.3　意义不明确的非典型性。偶见具有嗜酸细胞特征的上皮细胞，背景有大量淋巴细胞，不能确定是否为肿瘤（涂片，巴氏染色）。手术后随访为 Warthin 瘤

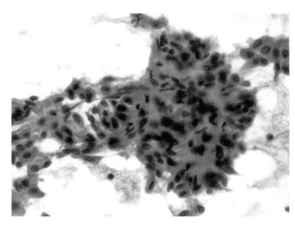

图 4.4　意义不明确的非典型性。偶尔含有成群的具有嗜酸细胞特征的上皮细胞，细胞温和。不能确定是嗜酸细胞腺瘤还是嗜酸细胞化生（涂片，巴氏染色）

- 细胞数量少，提示但不能明确诊断为肿瘤（图 4.5）。
- 制片造成的人工假象影响了鉴别肿瘤与非肿瘤性（图 4.6）。
- 黏液囊性病变，上皮成分缺失或非常少（图 4.7）。
- 涎腺的淋巴结或淋巴细胞病变，不足以诊断为淋巴组织增生性疾病（图 4.8）。

注释

涎腺 FNA 样本的细胞量不足或伴人工假象，会增加不确定性。穿刺样本仅有少量基底样细胞时需增加鉴别诊断，包括慢性涎腺炎和基底样细胞肿瘤的鉴别（图 4.9）。多数情况下，慢性涎腺炎和基底样细胞肿瘤的区别是明

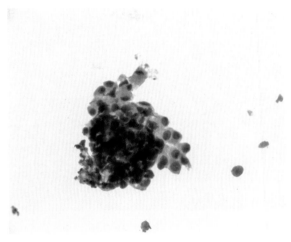

图 4.5　意义不明确的非典型性。穿刺标本细胞稀少，显示一簇罕见的轻度非典型上皮，伴有相关的"缠绕聚集的淋巴细胞"，提示但不能诊断为肿瘤（涂片，巴氏染色）

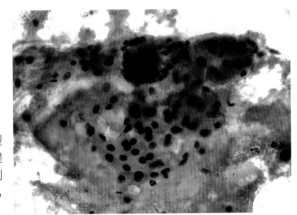

图 4.6　意义不明确的非典型性。穿刺标本中的上皮细胞提示为肿瘤，但大量的血液限制了对其进一步的评估（涂片，巴氏染色）

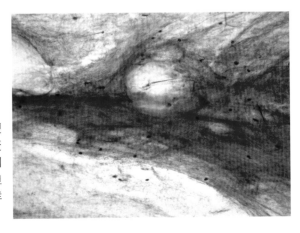

图 4.7　意义不明确的非典型性。穿刺标本含丰富的黏蛋白，无任何上皮细胞。鉴别诊断包括良性黏液囊肿，但不能除外低级别黏液表皮样癌（涂片，罗氏染色）

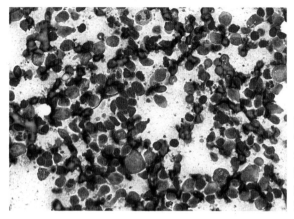

图 4.8　意义不明确的非典型性。标本可见淋巴细胞与背景淋巴腺小体混杂，体积较大的淋巴细胞增多，不能除外淋巴瘤，尤其当缺乏流式细胞术检查时（涂片，罗氏染色）

a   b

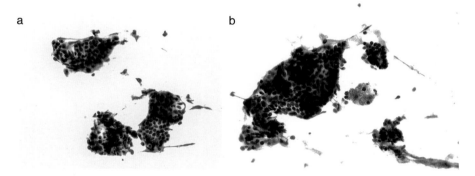

图 4.9　意义不明确的非典型性。涂片（a、b）可见一组基底样上皮细胞，肿瘤与反应性改变或化生性改变相鉴别，但不能确定是否为肿瘤（涂片，巴氏染色）（注：该图像过度曝光以显示细胞核的细节）

显的。大多数慢性涎腺炎细胞量少，背景见慢性炎症细胞，几乎极少见到成群的导管上皮细胞，细胞呈基底样。相反，大多数基底细胞样肿瘤细胞量丰富，由复杂的基底样细胞群组成，常伴有基质。对于不能区分为反应性改变或基底样细胞肿瘤的病例，诊断为 AUS 是合适的。类似的情况，涎腺穿刺标本可有各种化生性改变，包括鳞状上皮化生、嗜酸细胞化生和皮脂腺特征的细胞等，这些化生性改变在诊断时会增加取材欠佳标本的鉴别诊断，包括黏液表皮样癌、多形性腺瘤和 Warthin 瘤[5-8]。梭形细胞数量稀少但也可提示反应性改变，如结节性筋膜炎或肉芽肿性炎和肿瘤，包括肌上皮瘤、神经鞘瘤和孤立性纤维性肿瘤（图 4.10）。

　　若涎腺细针穿刺标本中含有明显淋巴细胞成分的，应在鉴别诊断中考虑

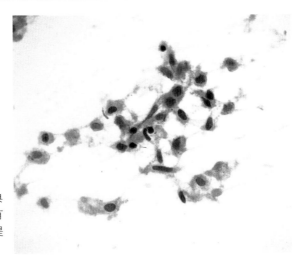

图 4.10　意义不明确的非典型性。细胞量少，偶尔含有上皮样细胞和梭形细胞，提示肿瘤（涂片，巴氏染色）

几种病变，包括非肿瘤性病变和肿瘤性病变[10]（表 4.1）。非肿瘤性病变包括慢性涎腺炎、淋巴上皮性涎腺炎（LESA）、淋巴上皮囊肿以及反应性腮腺内或腮腺周围淋巴结，通常被归类为"非肿瘤性病变"。然而，对含有少量非典型淋巴细胞的病例（图 4.11）或穿刺标本中淋巴细胞的多克隆性有疑问，以及不能除外淋巴组织增生性疾病的病例，这类 FNA 标本可归类为"AUS"。在判读这类以淋巴细胞为主的 FNA 标本时，应注意细胞的异质性程度、淋巴细胞的排列方式（散在还是聚集）及其异型程度。此外，还需要结合相关临床信息。腮腺内和腮腺周围反应性肿大的淋巴结穿刺很常见。大多数反应性淋巴结穿刺标本在背景中可见多种类型的淋巴细胞、淋巴组织细胞的聚集、吞噬

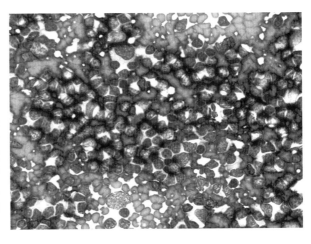

图 4.11　意义不明确的非典型性（AUS）。涂片显示伴非典型性的中等大小的淋巴细胞，若未进行流式细胞术检查，可归入"AUS"或"可疑恶性"（涂片，罗氏染色）

了核碎片的巨噬细胞及浆细胞以及淋巴腺小体（见第 3 章）。然而，后者的细胞形态学模式与淋巴结和淋巴结外边缘区淋巴瘤（MZL）的特征有重叠，在细胞学样本中很难识别，通常需要通过流式细胞术进行免疫分型来鉴别淋巴结反应性增生和 MZL。如果不能明确，建议诊断为"AUS"或"可疑恶性肿瘤"（见第 6 章），并附上注释（见本章报告范例）。

表 4.1　"富于淋巴细胞穿刺标本"的鉴别诊断

涎腺内病变
非肿瘤性
慢性涎腺炎
肉芽肿性涎腺炎
淋巴上皮性涎腺炎（LESA）
淋巴上皮囊肿（艾滋病相关）
肿瘤
Warthin 瘤
黏液表皮样癌
腺泡细胞癌
恶性淋巴瘤
涎腺外病变
非肿瘤性
反应性淋巴结增生
肿瘤
淋巴结来源的恶性淋巴瘤

有多种涎腺肿瘤性病变和非肿瘤性病变表现为以囊性成分为主，其中至少 1/3 的囊性病变为肿瘤性病变[11]（表 4.2）。这些病变的 FNA 常常是浆液性或黏液性物质，细胞少。非肿瘤性病变包括黏液潴留囊肿、黏液囊肿、导管囊肿以及淋巴上皮囊肿，还包括囊性肿瘤性病变，如 Warthin 瘤、囊性多形性腺瘤、低级别黏液表皮样癌和囊腺瘤/囊腺癌。足够多细胞成分的穿刺标本通常可以明确诊断。然而，仅含有黏液囊肿内容物和（或）稀疏上皮成分的病例可能会造成诊断困难。这种情况可归类为"AUS"。涎腺囊性病变的分泌物一般可分为黏液性和非黏液性。非黏液性囊肿穿刺标本的特征是含有散在的淋巴细胞、组织细胞和碎片的水样蛋白样液体，被归类为"非诊断性囊肿内容物"。当存在上皮成分但细胞量很少时（图 4.12），会增加诊断为

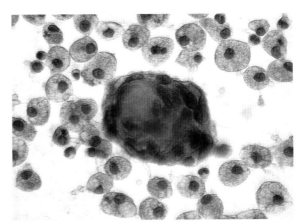

图 4.12　意义不明确的非典型性。这种细胞量很少的囊肿穿刺物，其中有非常罕见的非典型性上皮细胞，提示但不能诊断为囊性肿瘤（涂片，巴氏染色）

肿瘤的可能性，此时可归类为"AUS"。对于黏液囊肿内容物或存在大量黏液背景的穿刺标本，应考虑低级别黏液表皮样癌的可能性。结合穿刺物的细胞形态学特征及患者的临床信息，这类具有黏蛋白背景且不能确定为肿瘤的标本，多数被归类为"AUS"。

表 4.2　具有"囊液"穿刺标本的鉴别诊断

涎腺内病变
非肿瘤性
阻塞性涎腺病（黏液潴留囊肿，黏液囊肿）
涎腺导管囊肿
淋巴上皮囊肿（艾滋病相关）
多囊性病变
肿瘤
Warthin 瘤
多形性腺瘤
黏液表皮样癌
腺泡细胞癌
囊腺瘤 / 囊腺癌
分泌性癌
涎腺外病变
非肿瘤性
鳃裂囊肿
肿瘤性
腮腺内或腮腺周围淋巴结转移癌伴坏死

　　淋巴上皮囊肿发生在腮腺区域，穿刺标本显示淋巴细胞背景下见到鳞状上皮细胞，细胞有时伴有反应性非典型性[7-11]。鉴别诊断包括鳞状细胞癌的囊性转移，尤其是当存在明显的鳞状上皮细胞异型性时（图 4.13）。大多数转移性鳞状细胞癌病例被诊断为"恶性"。然而，在细胞稀少、无明显异型，或广泛退变的病例中，可能无法区分伴反应性异型性的炎症性鳃裂囊肿与转移性鳞状细胞癌。其中的一部分可归类为"AUS"。在对所有细胞进行细致判读后仍无法排除肿瘤的情况下，可能会遇到多种不太常见的情况，也适合归类为"AUS"。

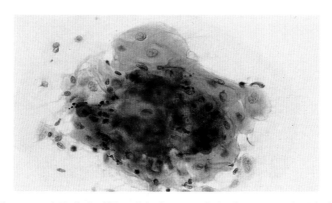

图 4.13　意义不明确的非典型性。该标本显示一组细胞学温和的角化性鳞状上皮细胞，转移性鳞状细胞癌可与良性囊肿中反应性异型鳞状上皮细胞相鉴别。患者的临床信息与细针穿刺样本的质量将影响细胞学诊断（涂片，巴氏染色）

　　与其他细胞学报告系统一样，涎腺 FNA 标本被诊断为 AUS 的比例比预计的要低，以小于 10% 作为诊断涎腺 AUS 的标准是合适的。应限制使用 AUS 这一诊断术语，细胞病理医生应尽可能地使用其他更明确的诊断。实验室内部监测 AUS 诊断率可能有助于避免过度使用这一术语。建议在诊断 AUS 之前，对整个 FNA 标本的细胞形态学进行解释及评判。AUS 的恶性风险预计介于非肿瘤和肿瘤之间，估计约为 20%。然而，由于缺乏这方面的文献，恶性风险尚不明确。

对 AUS 患者的临床管理

　　AUS 的诊断应密切联系临床和影像学检查结果。根据总体风险评估，可能需要重复进行 FNA、空芯针穿刺活检、开放式活检或手术切除。对于囊性病变，超声引导下对残留肿物进行穿刺将有助于得到更明确的细胞学诊断。伴非典型性淋巴细胞的穿刺标本，应考虑行流式细胞术、免疫细胞化学或组织活检以排除淋巴组织增生性疾病。

报告范例

例 1

判读因细胞量少而受限。

意义不明确的非典型性

组织细胞，± 少量上皮细胞，背景黏液丰富。见注释。

注释：富含黏液囊肿的鉴别诊断包括黏液囊肿、黏液潴留囊肿和低级别黏液表皮样癌。需要结合临床和影像学资料。如果存在残余肿物，对肿物进行穿刺可能有助于更明确的诊断。

例 2

判读因细胞量少而受限。

意义不明确的非典型性

极少量的基底样细胞伴轻度非典型性。见注释。

注释：穿刺样本可能代表了慢性涎腺炎伴化生及反应性改变，但不能完全除外具有基底样特征的涎腺肿瘤。建议结合临床和相关影像学资料，如果有临床指征，建议再取样。

例 3

判读因细胞量少而受限。

意义不明确的非典型性

少量嗜酸性细胞伴细胞学及结构的异型性。见注释。

注释：虽然本例可能是嗜酸细胞化生或嗜酸细胞增生，但不能完全除外肿瘤性病变。建议结合临床和影像学资料，如果有临床指征，建议再取样。

例 4（富含淋巴细胞的标本）

标本满意。

意义不明确的非典型性

大量淋巴细胞混杂，偶见非典型的淋巴细胞。见注释。

注释：本例提示为淋巴结反应性改变，但在未行流式细胞术检查的情况下，不能完全除外低级别淋巴组织增生性疾病的可能。建议结合临床和相关影像学资料。

（译者　梅　平）

参考文献

1.　Brennan PA, Davies B, Poller D, Mead Z, Bayne D, Puxeddu R, Oeppen RS. Fine needle aspiration cytology（FNAC）of salivary gland tumours: repeat aspiration provides further information in cases with an unclear initial cytological diagnosis. Br J Oral Maxillofac Surg. 2010;48（1）:26–9.

2.　Hughes JH, Volk EE, Wilbur DC, Cytopathology Resource Committee, College of American Pathologists. Pitfalls in salivary gland Vne-needle aspiration cytology: lessons from the College of American Pathologists Interlaboratory Comparison Program in Nongynecologic Cytology. Arch Pathol Lab Med. 2005;129（1）:26–31.

3.　Rossi ED, Wong LQ, Bizzarro T, Petrone G, Mule A, Fadda G, Baloch ZM. The impact of FNAC in the management of salivary gland lesions: institutional experiences leading to a riskbased classiVcation scheme. Cancer Cytopathol. 2016;124（6）:388–96.

4.　Wei S, LayVeld LJ, LiVolsi VA, Montone KT, Baloch ZW. Reporting of fine needle aspiration（FNA）specimens of salivary gland lesions: a comprehensive review. Diagn Cytopathol. 2017;45（9）:820–7.

5.　Wong DS, Li GK. The role of fine-needle aspiration cytology in the management of parotid tumors: a critical clinical appraisal. Head Neck. 2000;22（5）:469–73.

6.　Jain R, Gupta R, Kudesia M, Singh S. Fine needle aspiration cytology in diagnosis of salivary gland lesions: a study with histologic comparison. Cytojournal. 2013;10:5.

7.　Mairembam P, Jay A, Beale T, Morley S, Vaz F, Kalavrezos N, Kocjan G. Salivary gland FNA cytology: role as a triage tool and an approach to pitfalls in cytomorphology. Cytopathology. 2016;27（2）:91–6.

8.　Tyagi R, Dey P. Diagnostic problems of salivary gland tumors. Diagn Cytopathol. 2015;43（6）:495–509.

9.　Wang H, Fundakowski C, Khurana JS, Jhala N. Fine-needle aspiration biopsy of salivary gland lesions. Arch Pathol Lab Med. 2015;139（12）:1491–7.

10.　Dey P, Amir T, Al Jassar A, Al Shemmari S, Jogai S, Bhat MG, et al. Combined applications of fine needle aspiration cytology and flow cytometric immunphenotyping for diagnosis and classification of non Hodgkin lymphoma. Cytojournal. 2006;3:24.

11.　Allison DB, Mc Cuiston AM, Kawamoto S, Eisele DW, Bishop JA, Maleki Z. Cystic salivary gland lesions: utilizing fine needle aspiration to optimize the clinical management of a broadfand diverse differential diagnoses. Diagn Cytopathol. 2017;45（9）:800–7.

第 5 章　肿瘤

Zubair Baloch, Guido Fadda, Pınar Fırat, Jerzey Klijanienko, Jeffrey F. Krane, Lester Layfield, Ritu Nayar, Celeste N. Powers, Marc Pusztaszeri

背景

涎腺肿瘤多发生于腮腺，约占头颈部肿瘤的 6%，占所有恶性肿瘤的 0.3%[1-8]。在发生于腮腺的涎腺肿瘤中，80% 是良性的，而在其他大涎腺和小涎腺肿瘤中，恶性肿瘤的发病率则显著增加。成人多形性腺瘤（PA）约占所有涎腺肿瘤的 50%，Warthin 瘤（WT）是第二常见的良性肿瘤。多数研究认为黏液表皮样癌（MEC）是儿童和成人最常见的涎腺恶性肿瘤，但此结论因研究的患者队列和涎腺的解剖位置不同而有差异[1-3]。

细针穿刺术（FNA）广泛应用于涎腺肿瘤（SGT）的临床诊疗，它能有效区分非肿瘤性病变与肿瘤、良性肿瘤与恶性肿瘤，具有高度特异性（97%~98%）[1-3]。总体上讲，FNA 可以诊断涎腺最常见的良性肿瘤（PA 和 WT），特异性高（高于 98%）。然而，FNA 对于涎腺上皮性肿瘤分类诊断的特异性较差。造成这一局限性的主要原因是许多不同类型涎腺肿瘤形态学的交叉和多样性，此种形态学的交叉和多样性有时甚至会出现在同一肿瘤内。因此，在 FNA 标本中，特别是在没有多余的细胞样本进行辅助工作的情况下，单纯基于细胞特征和细胞结构特征来区分良性肿瘤和低度恶性肿瘤极具挑战性。因此，这种标本通常被诊断为"涎腺肿瘤"或"可疑肿瘤"，需要鉴别诊断的范围很广，包括富于细胞的良性肿瘤和低级别的恶性上皮性肿瘤[1-8]。

根据参考文献和已发表的 meta 分析[5-25]，对于不能明确诊断为恶性的涎腺肿瘤，FNA 诊断可归入表 5.1 中的两种一般诊断类别。

1. 良性。
2. 恶性潜能未定的涎腺肿瘤（SUMP）。

定义

1. 良性　只有当 FNA 标本显示特征性的涎腺良性上皮性肿瘤，或可见间叶肿瘤的细胞形态学特征时，才可做出此诊断。最常见的是 PA 和 WT。

表 5.1　诊断分类为"肿瘤"的定义和内涵

肿瘤：良性
FNA 标本显示良性上皮性肿瘤或间叶肿瘤的细胞形态学特征
• 上皮来源 [*]
a. 多形性腺瘤
b. Warthin 瘤
c. 嗜酸细胞瘤
• 间叶来源
a. 脂肪瘤
b. 神经鞘瘤
c. 淋巴管瘤
d. 血管瘤
SUMP
FNA 标本显示肿瘤的细胞形态学特征，但是不能排除恶性
• 富于细胞性基底样肿瘤
• 富于细胞性嗜酸细胞 / 嗜酸细胞样肿瘤
• 具有透明细胞特征的富于细胞性肿瘤

注：[*] 由于与恶性肿瘤有细胞形态学的交叉，大多数组织病理诊断的基底细胞腺瘤、肌上皮瘤、囊腺瘤等良性肿瘤在 FNA 中会被诊断为 SUMP（并具体归为富于细胞性基底样肿瘤或具有透明细胞特征的富于细胞性肿瘤）（表 5.2 和表 5.3）。

表 5.2　分类诊断为"基底样肿瘤"的细胞形态学特征和鉴别诊断

细胞形态学特征 [a]	鉴别诊断 [b]
具有纤维基质的富于细胞性基底样肿瘤	• 富于细胞性多形性腺瘤 • 上皮 – 肌上皮癌 • 基底细胞腺瘤或腺癌
具有透明基质的富于细胞性基底样肿瘤	• 基底细胞腺瘤或腺癌 • 腺样囊性癌 • 上皮 – 肌上皮癌 • 多形性腺癌 [c]
具有混合性 / 其他基质成分的富于细胞性基底样肿瘤	• 腺样囊性癌 • 多形性腺癌 [c]

续表

	• 富于细胞性多形性腺瘤
几乎没有基质的富于细胞性基底样肿瘤	• 管状腺瘤
	• 肌上皮瘤
	• 肌上皮癌
	• 腺样囊性癌

注：[a] 高度依赖于细胞学涂片的制备水平。

[b] 提供诊断方向，可以包含或不包含在诊断报告内。

[c] 常见于小涎腺。

表 5.3　分类诊断为"恶性潜能未定的涎腺肿瘤：富于细胞性
嗜酸细胞 / 嗜酸细胞样肿瘤"的细胞形态学特征和鉴别诊断

细胞形态学特征	鉴别诊断
富于细胞性嗜酸细胞 / 嗜酸细胞样肿瘤，伴有以下表现	
囊性背景（组织细胞，蛋白质碎片，± 炎细胞）	• Warthin 瘤 [a] • 囊腺瘤 , 嗜酸性
黏液性背景	• 黏液表皮样癌，嗜酸亚型 • 罕见情况下的 Warthin 瘤伴局灶性黏液上皮化生 [b]
血液或非特异性背景	• 嗜酸细胞瘤 • 肌上皮瘤 [c]
颗粒状（通常较粗） / 空泡状的细胞质	• 腺泡细胞癌 • 分泌性癌 / 乳腺样分泌性癌 • 转移性肾细胞癌
明显的核异型性 [d]	• 涎腺导管癌 • 高级别黏液表皮样癌 • 转移性癌

注：[a] 肿瘤通常伴有淋巴细胞，淋巴细胞可以出现在背景中或与上皮密切相关。

[b] 诊断需要排除嗜酸性黏液表皮样癌。

[c] 罕见的情况下可能显示突出的嗜酸性变化。

[d] 伴有多灶或弥漫的核异型性的病例应该被分类为"可疑恶性"或"恶性"。

2. SUMP　此诊断用于 FNA 标本，其细胞形态学特征提示为肿瘤，但细胞学特点不能有效区分良性和恶性肿瘤。该诊断类别中包含的恶性肿瘤大多数是低级别癌。

良性肿瘤

基于已确立的细胞形态学特征，FNA 标本可诊断下列上皮和间叶来源的良性肿瘤。

多形性腺瘤[3]

多形性腺瘤（PA），也称为良性混合瘤，是一种良性双相肿瘤，其特征是导管上皮细胞、肌上皮细胞和间充质基质以不同方式混合组成。"转移性多形性腺瘤"这一名称代表了一种罕见的涎腺肿瘤，在细胞学和组织学上类似多形性腺瘤，但具有转移的特性。

细胞学标准
- 独特的软骨黏液样基质：最好使用罗氏染色剂（Diff–Quik 染色，Giemsa 染色），呈现明亮的洋红色基质，具有独特的纤维状 / 羽毛状特质；巴氏染色呈灰色至半透明的绿色（图 5.1）。

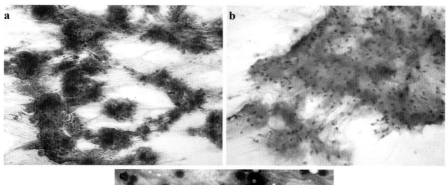

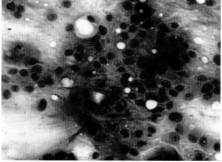

图 5.1 良性。多形性腺瘤大量伴肌上皮细胞嵌入的呈现不同染色的纤维基质（a.涂片，罗氏染色；b.涂片，巴氏染色）。多形性腺瘤的 FNA 标本示内含肌上皮细胞的异染的纤维基质。请注意基质单独围绕每个细胞，形成基质所谓的"巨魔毛发样"外观（c.涂片，罗氏染色）

- 肌上皮细胞：通常是最主要的细胞类型，可呈多种形态（多边形、浆细胞样、圆形、梭形和透明细胞样），核特征温和（图 5.2）。

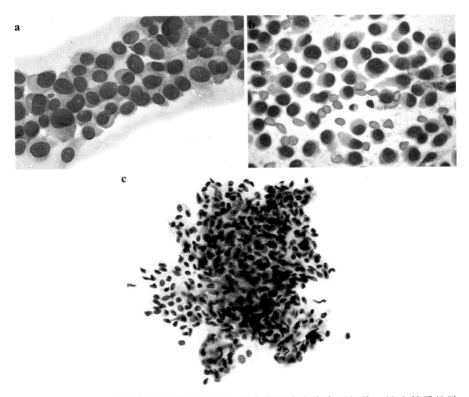

图 5.2　SUMP。此例多形性腺瘤的 FNA 标本表现为高度富于细胞、缺少基质的肿瘤，细胞以浆细胞样肌上皮细胞为主（a. 涂片，罗氏染色；b. 高倍，涂片，巴氏染色）。这种多形性腺瘤是一种富于细胞、缺少基质的标本，有梭形和上皮样的肌上皮细胞（c. 液基制片，巴氏染色）

- 导管上皮细胞：核特征温和，小的细胞群可重现导管结构。
- 典型 PA：细胞量相对丰富，有易于识别的、丰富的纤维基质和温和的导管上皮细胞、肌上皮细胞（图 5.3）。

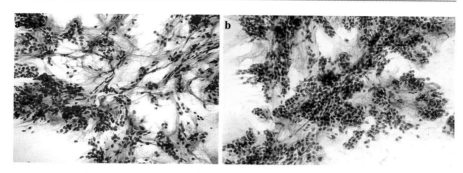

图5.3 良性。多形性腺瘤，标本显示肌上皮细胞和非常稀薄、浅染的基质（a.涂片，罗氏染色；b.涂片，巴氏染色）

注释

PA 是几种"产生基质的肿瘤"之一，这类肿瘤也包括腺样囊性癌（AdCC）、基底细胞腺瘤/腺癌和上皮－肌上皮癌。PA 的标志和最显著的特征是软骨黏液样基质的存在，尤其是罗氏染色（Diff Quik 染色，Giemsa 染色）时，此特征最清晰。同时使用罗氏染色和巴氏染色的优点是：罗氏染色很容易识别基质；而巴氏染色更能清晰显示导管和肌上皮细胞温和的核特征，肌上皮细胞通常嵌入基质中。具有典型 PA 特征的 FNA 标本很容易被诊断为"良性"。PA 的双相特质加上上皮和肌上皮细胞与间充质基质的可变比例，在 FNA 涂片中会显示一系列的细胞形态学模式，因此，可能与其他涎腺肿瘤重叠。当 PA 典型特征不存在或当识别出其他"非典型"特征时，FNA 应诊断为"恶性潜能未定的涎腺肿瘤"。

最重要的是，当遇到产生基质的肿瘤时，能够将 AdCC 排除在鉴别诊断之外，是因其临床管理和预后与 PA 有很大不同。而当穿刺标本显示出高度富于细胞而又缺乏基质时，两者的鉴别诊断具有挑战性（图5.2）。有此种标本特征的 PA 的鉴别诊断可能包括实体型 AdCC、肌上皮瘤或其他基底细胞肿瘤。此类病例将被归类为"恶性潜能未定的涎腺肿瘤"。偶尔，PA 的腺样囊性区域可显示小管或小球内的基质，类似于 AdCC 的透明小球（图5.4）。

另一种潜在的陷阱发生在 PA 的基质较稀薄呈黏液样时（图5.5）。温和的上皮细胞加上丰富的黏液样而不是纤维样基质，与低级别黏液表皮样癌相似。这在出现上皮伴鳞状/黏液性化生改变的情况下尤其具有挑战性；前者更常见，表现为灶状化生的鳞状细胞（图5.6），甚至是成簇的无核鳞状细胞；后者为杯状细胞，背景中通常有数量不等的稀薄的黏液样基质。使用

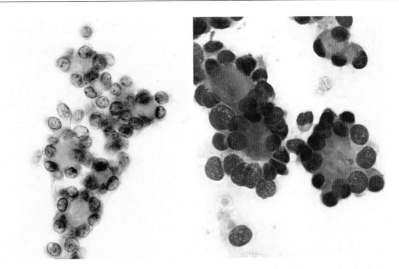

图 5.4　SUMP。具有腺样囊性癌样区域的多形性腺瘤的 FNA 标本（涂片，巴氏染色和罗氏染色）

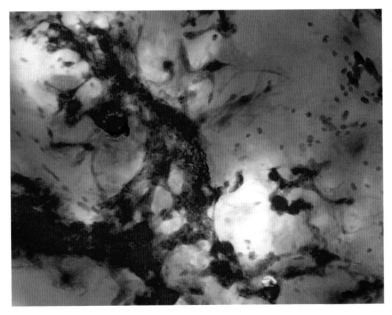

图 5.5　多形性腺瘤。基质缺乏通常的纤维特征，而类似稠厚黏液（涂片，罗氏染色）

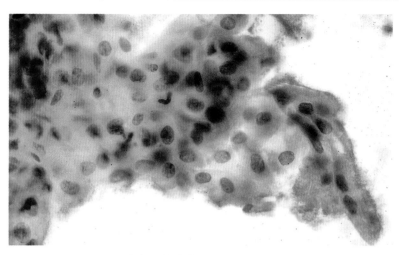

图 5.6　SUMP。FNA 中多形性腺瘤显示鳞状化生（涂片，巴氏染色）

IC 证明肌上皮分化，并结合 PLAG1 阳性或 HMGA2 阳性有助于诊断 PA（见第 8 章）。

　　当肌上皮细胞占优势时，它们的形态和数量将决定鉴别诊断。虽然肌上皮瘤和富于细胞性 PA 在鉴别诊断中是一致的，但是当肌上皮细胞具有透明的细胞质时，鉴别诊断可以包括上皮 – 肌上皮癌、皮脂腺腺瘤 / 癌、肌上皮癌，甚至转移瘤，例如透明细胞癌。梭形肌上皮细胞（图 5.7）甚至会呈栅栏状排列，当核特征温和时，其鉴别诊断包括神经鞘瘤、血管瘤，甚至是结节性筋膜炎。但基于缺乏显著的核多形性和核分裂，可以排除典型的肉瘤和

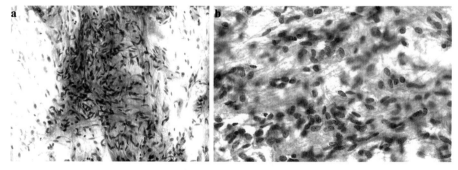

图 5.7　SUMP。a、b. 多形性腺瘤的穿刺物主要是梭形肌上皮细胞，类似间叶来源的涎腺肿瘤（涂片，巴氏染色）

梭形细胞癌。虽然在 PA 中偶尔会遇到非典型肌上皮细胞（图 5.8），但大量的非典型细胞（核多形、核仁明显、核分裂象）和（或）坏死的存在提示有恶性肿瘤的可能性。如果临床病史包括先前稳定的 PA 的快速增大或有 PA 手术史的患者出现肿瘤进展，则需要与癌进行鉴别。

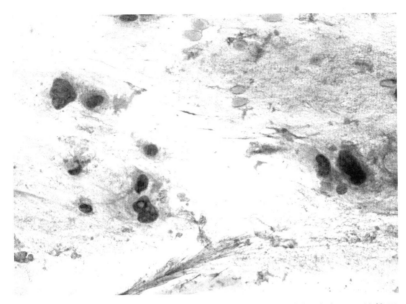

图 5.8　SUMP。此例为多形性腺瘤，涂片显示肌上皮细胞有明显的核异型；在这种情况下，需要排除 PA 恶变（涂片，巴氏染色）

Warthin 瘤[1,3]

Warthin 瘤是腮腺第二常见的肿瘤，大多发生在 70~90 岁，患者通常有吸烟史，临床表现为大小不同的无痛性肿物。

细胞学标准
- 3 种形态特点：污秽的蛋白样背景、淋巴细胞和嗜酸细胞片（图 5.9）。
- 嗜酸细胞：细胞质丰富，呈均匀颗粒状（巴氏染色为橙色），胞界清晰（图 5.10）。
- 上皮细胞核：位于中央，圆形，核仁突出。
- 淋巴细胞：各种淋巴细胞混合存在，但以成熟的小淋巴细胞为主。

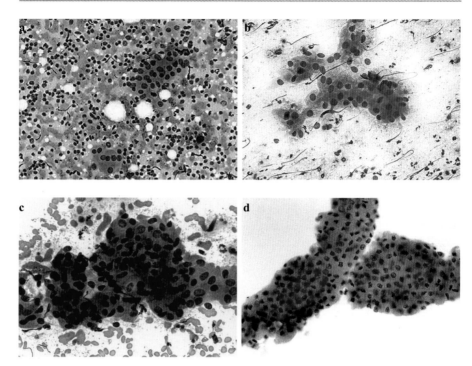

图 5.9 良性。a~c.Warthin 瘤（WT）的 FNA 标本，可见淋巴细胞背景和嗜酸性上皮细胞群组成的经典细胞形态学特征（涂片，罗氏染色）；d.WT，标本仅显示乳头状排列的嗜酸细胞，而缺乏淋巴细胞。此类病例可归类为"嗜酸细胞/嗜酸细胞样肿瘤"（液基制片，巴氏染色）

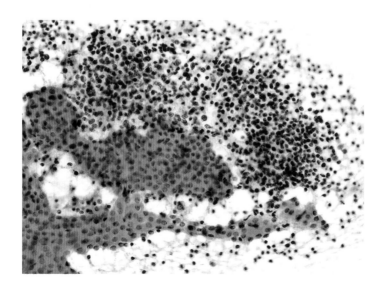

图 5.10 良性。Warthin 瘤的典型涂片，可见丰富的颗粒状细胞质和胞界清晰的嗜酸细胞，背景中见淋巴细胞（涂片，巴氏染色）

注释

WT 几乎只发生在腮腺，3 种形态特点具有诊断意义。有典型特征的涂片应诊断为"肿瘤：良性"。鉴别诊断包括腺体内淋巴结、淋巴上皮性涎腺炎（LESA）、嗜酸细胞瘤和淋巴上皮囊肿。腺体内淋巴结和 LESA 缺乏嗜酸性上皮细胞和 WT 特征性的污秽的囊性碎屑。嗜酸细胞瘤仅由上皮细胞组成，缺乏 WT 污秽的囊性背景和淋巴细胞。

WT 偶尔会发生自发性梗死，梗死后结节通常会迅速增大，增加了被误认为涎腺恶性肿瘤的可能性。在梗死的 WT 中穿刺出的物质可能含有坏死碎片和非典型鳞状细胞。这些细胞需要与鳞状细胞癌鉴别。可通过识别散在坏死的柱状细胞残影和仅有少量的非典型鳞状细胞来区分，这两点是梗死性 WT 的特征。鳞状细胞癌标本可见的非典型鳞状细胞数量比 WT 多，而且细胞有更重的异型性和更多的散在的核分裂。先前存在的结节快速增大也有助于 WT 梗死的诊断。淋巴上皮囊肿或艾滋病相关的良性淋巴上皮病变的特征是，被覆腺上皮或鳞状上皮的单房囊腔或多房囊腔，以及增生的淋巴组织。相应的穿刺标本中包含混合的淋巴细胞和散在其中的少量腺细胞或鳞状细胞，以鳞状细胞更常见。淋巴上皮囊肿或艾滋病相关淋巴上皮病变的涂片可能有蛋白样的背景，但看不到 WT 特有的成片嗜酸细胞。

嗜酸细胞瘤 [1, 9, 14-15]

近 90% 的嗜酸细胞瘤发生在大涎腺，但它们仅占腮腺肿瘤的 1%。大多数病例发生在 60~80 岁。

细胞学标准
- 不规则的细胞片和细胞簇，细胞呈大多角形，有丰富均一的颗粒状细胞质（图 5.11）。
- 嗜酸细胞：清晰的胞质边界。
- 细胞核：增大，圆形，且核仁明显。
- 背景：干净或含有红细胞。
- 缺乏核的多形性和核分裂象。

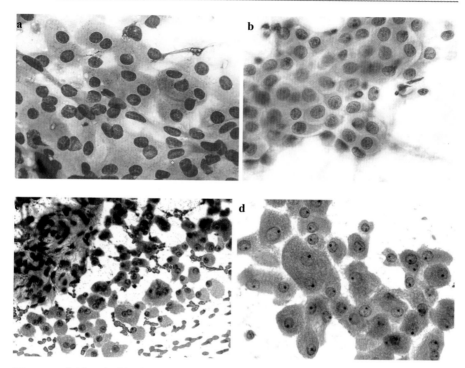

图 5.11　良性。嗜酸细胞瘤的 FNA 标本，可见单一嗜酸细胞群，嗜酸细胞有丰富的颗粒状细胞质和清晰的胞界并排列成黏附的细胞片（a. 涂片，罗氏染色：b~d. 涂片，巴氏染色）

注释

嗜酸细胞瘤的鉴别诊断包括 WT、弥漫性嗜酸细胞增多症和腺泡细胞癌（ACC）。嗜酸细胞瘤和嗜酸细胞增多症病例的涂片的实际病理学表现是相同的；然而，嗜酸细胞瘤在临床上表现为边界清楚的局限性肿物，而嗜酸细胞增多症是一种多灶性和（或）界限不清的病变。WT 偶尔也含有成群的嗜酸细胞，但与嗜酸细胞瘤不同的是，它还有污秽的蛋白样背景和混合的淋巴细胞。ACC 由胞质松散、空泡状的多角形细胞组成。相反，嗜酸细胞瘤缺乏 ACC 的胞质空泡；罗氏染色可以突出显示这种微妙的区别。IC 染色，ACC 中 DOG1 和 SOX10 均呈阳性，但在嗜酸细胞瘤中两者呈阴性（见第 8 章）。嗜酸细胞癌非常罕见，具有临床侵袭性，诊断需要结合临床。

脂肪瘤[10]

脂肪瘤是不常见的涎腺肿瘤，占涎腺肿瘤的 0.5%，75% 发生在腮腺，通常表现为可触及的质软结节。

细胞学标准
- 蕾丝样的细胞片和细胞群，核质比（N∶C）极低，细胞质透明（图 5.12）。
- 单个细胞：有占据整个胞质的单独的大的透明空泡（图 5.13）。
- 细胞核：小、深染，位于细胞边缘。
- 背景：可能含有脂滴（通过罗氏染色看得最清楚）。

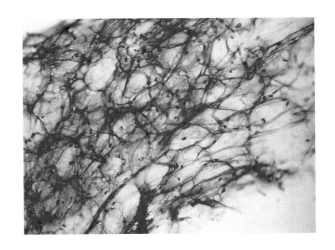

图 5.12　良性。脂肪瘤的 FNA 标本表现为由成熟脂肪细胞组成的蕾丝样细胞群，细胞有丰富的透明细胞质和小的深染的细胞核（涂片，罗氏染色）

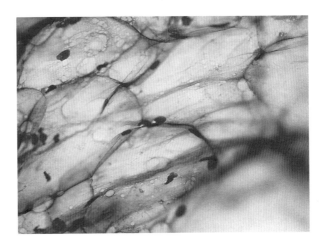

图 5.13　良性。此病例的 FNA 标本包含一群来自脂肪瘤的脂肪细胞，其特征是有丰富透明细胞质的大细胞。小而深染的细胞核经常移位到细胞边缘（涂片，罗氏染色）

注释

FNA 可能很难区分涎腺的脂肪变和脂肪瘤。虽然脂肪变会包含正常的腺泡和导管成分，而脂肪瘤则完全由脂肪组织组成，但有报道显示在罕见情况下，脂肪瘤伴有正常的浆液腺泡和导管。结合临床信息有助于诊断。

神经鞘瘤[12]

神经鞘瘤是涎腺最常见的良性神经源性肿瘤。神经鞘瘤穿刺时通常会引起放射性疼痛。

细胞学标准
• 细胞数量少或中等丰富程度。
• 梭形细胞有纤细的双向细胞质突起（图 5.14）。
• 细胞：形成具有黏附性的群和簇，有时呈栅栏状排列。
• 细胞质：淡染且界限不清。
• 细胞核：小、深染、温和、拉长/梭形，核可能呈弯曲状，甚至是"S"形。
• 偶尔可以见到大而无染色质结构的细胞核（即出现"退行性的变化"）。
• 核仁：小或无。
• 背景：黏液样物质。

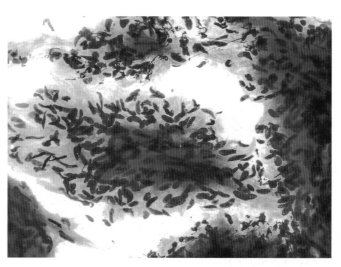

图 5.14　良性。神经鞘瘤穿刺标本显示一组温和的梭形细胞，细胞质松散。细胞质边界模糊不清。细胞核呈纺锤形，核弯曲或呈曲线状（涂片，罗氏染色）

注释

最常见的鉴别诊断是 PA 和肌上皮瘤。有些 PA 和神经鞘瘤很难区分。辅助诊断有助于确诊 PA 或神经鞘瘤，神经鞘瘤 S100 和 SOX10 均呈强阳性，角蛋白和肌上皮的标志物呈阴性。其他鉴别诊断包括肉瘤，在涎腺非常罕见。当穿刺标本显示为富于细胞性、核异型性明显、有散在的核分裂象和凋亡小体时，应考虑肉瘤的可能性。

淋巴管瘤[10-11]

涎腺内的淋巴管瘤很少见，多见于儿童，呈缓慢的波动增长，多数发生在腮腺。

细胞学标准

• 涂片细胞数量少，具有水样背景。
• 偶见红细胞。
• 散在成熟淋巴细胞。
• 少见情况下，可以有非肿瘤性涎腺腺泡的背景。

注释

涂片由散在成熟淋巴细胞、偶见的非肿瘤性腺泡细胞和水样液体组成，涎腺淋巴管瘤的穿刺标本常被归入"不能诊断"这一类。穿刺标本中通常没有内皮细胞，淋巴管瘤的诊断通常需要结合临床和影像学资料。

血管瘤[13]

血管瘤是涎腺最常见的良性间叶肿瘤，大多数发生在腮腺[13]。此外，大多数血管瘤发生在 10 岁以内，尤其是 1 岁以内。后者属于所谓的幼年型，可能会自发退化。幼年型血管瘤可能是富于细胞的肿瘤。

细胞学标准

• 穿刺物以红细胞为主。
• 少量温和的梭形至多角形的内皮细胞，可形成拉长的索状结构（图 5.15）。
• 单个细胞：有椭圆形至梭形的细胞核。
• 细胞核：小、温和，没有核仁。

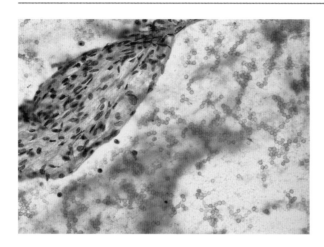

图 5.15　良性。血管瘤的涂片是特征性的血性涂片，但可能含有温和的梭形内皮细胞簇。偶尔会出现由椭圆形或梭形内皮细胞组成的片状结构。涂片评估需要结合临床和影像学信息（涂片，罗氏染色）

• 可能有散在的组织细胞。

　　注释

　　血管瘤的穿刺样本主要成分是血液，因此内皮细胞成分可能会被忽略。当临床或影像学资料提示有血管瘤的可能时，应仔细寻找温和的梭形至多角形的内皮细胞。

恶性潜能未定的涎腺肿瘤

　　"恶性潜能未定的涎腺肿瘤"是 FNA 标本的一个诊断类别，用于可以诊断肿瘤，但又无法对肿瘤的特定类型做出明确诊断的情况。此诊断应该用于不能排除恶性肿瘤的病例，主要包括富于细胞的良性肿瘤、由单一形态的病变细胞构成的肿瘤、基底样肿瘤、嗜酸细胞 / 嗜酸细胞样肿瘤、具有透明细胞特征的肿瘤、具有非典型改变的肿瘤和低度恶性肿瘤。

富于细胞性基底样肿瘤[3-5, 8, 24]

　　恶性潜能未定的涎腺肿瘤（SUMP）中的"富于细胞性基底样肿瘤"亚分类可用于无法给出特定诊断的肿瘤，鉴别诊断包括良性肿瘤和恶性肿瘤。富于细胞性基底样肿瘤的特征是涂片以缺乏胞质的细胞为主，这种细胞形态被认为是不成熟的（"基底细胞样"）。此类肿瘤可能含有不同的基质成分，基质成分是鉴别诊断的关键（图 5.16）。

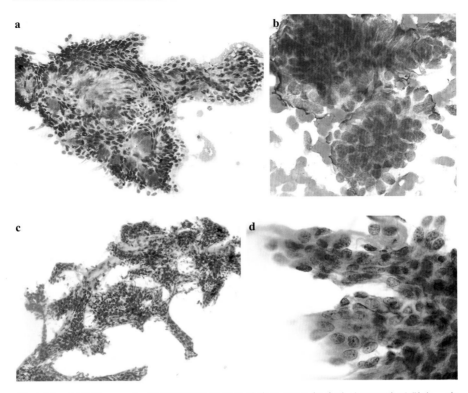

图 5.16　SUMP。a、b. 富于细胞性基底样肿瘤的 FNA 标本涂片可见胞质稀少、内有透明基质的细胞群（涂片，罗氏染色）；c、d.FNA 标本涂片可见单一的基底样细胞构成，这些细胞排列成有黏附性的细胞片，缺乏透明基质（涂片，巴氏染色）

细胞学标准

- 基底样涎腺肿瘤的鉴别诊断是 FNA 诊断最具挑战性的领域之一，与富于细胞性基底样肿瘤在形态学上有明显的重叠，这使得特异性诊断具有挑战性。

- 这些具体类型的细胞学诊断标准将在专门讨论特定肿瘤类型的章节中详细论述。表 5.2 显示了诊断为"基底样肿瘤"的病例可能的细胞形态学特征和鉴别诊断[1-3，5-8]，但所有基底样肿瘤都会有相互重叠的鉴别诊断。

注释

重要的是，只有结合临床和影像学信息才能给出具体的诊断。当基于细胞形态学发现存在诊断的不确定性或临床和影像学发现与病理学相冲突时，诊断为"恶性潜能未定的涎腺肿瘤"是合适的。当讨论肿瘤能否归入 SUMP 诊断类别时，应该注意富于细胞性基底样肿瘤的特定诊断有时可以使用辅助诊断来完善，如 IC 和（或）分子检测。在富于细胞性基底样肿瘤的鉴别诊断中，一些良性肿瘤有相对应的恶性肿瘤，并且因为良、恶性肿瘤的细胞形态学特征几乎相同，所以 FNA 诊断不能明确排除恶性。这些肿瘤包括基底细胞腺瘤和基底细胞腺癌，以及一些肌上皮瘤和肌上皮癌。需要进行组织学评估，排除侵袭性生长、淋巴血管或神经侵袭，才能区分良性和恶性。在缺乏相关细胞学发现（如细胞核异型性或坏死）或可疑影像学和临床发现的情况下，诊断为恶性肿瘤的风险较低。这种情况下，细胞病理学医生可以诊断 SUMP，并通过注释来提示良性肿瘤（如"倾向基底细胞腺瘤或肌上皮瘤"）（图 5.16）。

当缺乏特征性基质时，如 PA 的纤维软骨黏液样基质或 AdCC 无细胞的基质球时，区分具有"基底样"形态的各种肿瘤更具挑战性。当不能做出具体诊断时，鉴别诊断通常包括良性肿瘤（富于细胞性 PA、基底细胞腺瘤、管状腺瘤、肌上皮瘤），低级别恶性肿瘤［基底细胞腺癌、上皮 – 肌上皮癌、多形性腺癌（低级别）］，中高级别恶性肿瘤（AdCC，尤其是实体型）（图 5.17 和图 5.18）。诊断为 SUMP 的患者通常需要手术。如果手术范围依赖于更加明确的诊断，特别是当后续辅助检查（如 IC 或分子检测）可能会

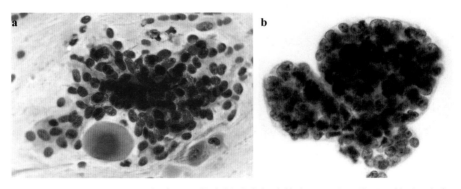

图 5.17 SUMP。a. FNA 标本显示基底样肿瘤细胞伴有界限分明的透明基质。根据细胞数量、形态学特征和临床检查情况的不同，此类病例的诊断范围可从"基底细胞样肿瘤"到"可疑腺样囊性癌"（涂片，罗氏染色）。b. 该穿刺标本显示基底样肿瘤细胞排列成三维黏附性的细胞团，细胞核排列拥挤，无或有少量基质（液基制片，巴氏染色）

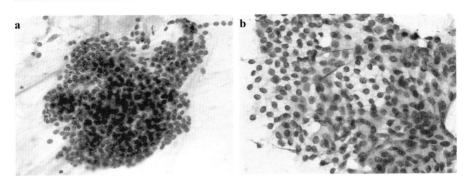

图 5.18　SUMP。a、b. 富于细胞性基底样肿瘤的 FNA 标本，可见一团没有基质的黏附性的基底样细胞。该病例在组织学随访中被诊断为腺样囊性癌的实体型（涂片，巴氏染色）

提示更为具体的诊断时，行重复细针穿刺会有帮助。或者进行术中冰冻切片检查，冰冻切片检查也可以提供进一步的信息。深部皮肤肿瘤有时会类似浅表涎腺肿瘤，或类似涎腺旁或涎腺内淋巴结转移性肿瘤。因此，皮肤基底细胞癌、毛母细胞瘤、基底细胞样鳞癌和高级别神经内分泌癌（包括涎腺原发癌、皮肤 Merkel 细胞癌或转移性癌）应在鉴别诊断中予以考虑。

富于细胞性嗜酸细胞 / 嗜酸细胞样肿瘤[9, 14–22]

　　显示嗜酸细胞或嗜酸细胞样特征的肿瘤常见于涎腺。虽然嗜酸细胞特征是某些涎腺肿瘤（如 WT 和嗜酸细胞瘤）的主要特征，但其也可能伴随出现在其他几种涎腺肿瘤中，包括 PA、肌上皮瘤和黏液表皮样癌（MEC）。此外，一些非嗜酸细胞肿瘤（如 ACC 和转移性肾细胞癌）可以在细胞形态学上模拟真正的嗜酸细胞肿瘤。在大多数情况下，如果有特征性的细胞形态学表现和（或）仔细评估诊断陷阱，以及进行辅助检查，就可能给出准确的诊断。然而，仍有一部分 SGT 具有嗜酸细胞特征，但是不能确定其类型，可以将其归类为 SUMP– 嗜酸细胞 / 嗜酸细胞样肿瘤。

　　细胞学标准

　　具有嗜酸细胞 / 嗜酸细胞样特征被分类为 SUMP 的 SGT 穿刺物具有以下特征（表 5.3）[14–23]。

- 细胞量丰富。
- 肿瘤细胞：具有嗜酸细胞或嗜酸细胞样特征，不能被进一步分类（图 5.19 和图 5.20）。
- 有中等数量的嗜酸性颗粒状细胞质。
- 圆形到椭圆形的核，有 / 无明显核仁。
- 嗜酸细胞 / 嗜酸细胞样肿瘤细胞缺乏高级别恶性肿瘤细胞学特征，如显著的核异型性、高度有丝分裂活性和坏死。

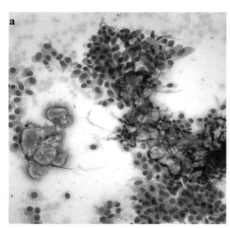
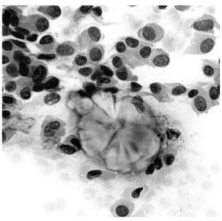

图 5.19 SUMP。a、b. 该穿刺标本显示具有嗜酸细胞 / 嗜酸细胞样特征的肿瘤细胞，排列成具有相关晶体物质的黏附性的细胞片。肿瘤细胞显示出偏心性的细胞核（浆细胞样外观）。该病例在组织学随访中被诊断为肌上皮瘤（涂片，罗氏染色）

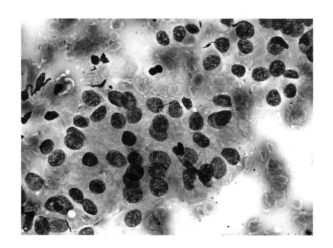

图 5.20 SUMP。富于细胞性嗜酸细胞 / 嗜酸细胞样肿瘤，FNA 标本可见疏松的肿瘤细胞群和分散的肿瘤细胞，具有温和的嗜酸细胞特征。该病例在组织学随访中，被诊断为腺泡细胞癌（涂片，罗氏染色）

注释

"SUMP- 嗜酸细胞 / 嗜酸细胞样肿瘤"这一诊断分类应被保留，用于在鉴别诊断中既包括原发性涎腺嗜酸细胞肿瘤又包括其类似肿瘤（主要是低级别恶性肿瘤）的病例。此外，此分类适用于某些肿瘤（如嗜酸细胞瘤）不可能被明确诊断时。涎腺最常见的嗜酸细胞性肿瘤是 WT，大多数情况下都可以通过细胞学明确诊断。然而，在一小部分病例中，WT 的常见诊断特征可能不容易辨别，或者肿瘤可能表现为局灶黏液性或鳞状化生，导致诊断困难。在某些情况下，嗜酸细胞存在于囊性背景中，虽然没有伴随的淋巴细胞，还是应倾向诊断淋巴细胞缺乏的 WT。

SGT 穿刺标本显示嗜酸细胞性肿瘤细胞伴有黏液背景和局灶性胞质内黏液，应警惕嗜酸细胞亚型的黏液表皮样癌（MEC），此时根据细胞学特征诊断"SUMP- 嗜酸细胞 / 嗜酸细胞样肿瘤"是恰当的。涎腺嗜酸细胞癌会有一系列的细胞学特征，从温和到明显的恶性。少数情况下，嗜酸细胞癌在细胞形态学上与嗜酸细胞瘤相同，在组织病理检查中没有发现侵袭或转移的证据就无法进行鉴别。临床检查可能有助于提供浸润性癌的证据。核异型性、有丝分裂活性或坏死不是嗜酸细胞瘤的特征，当这些特征存在时就表明是恶性肿瘤。然而，如果没有这些恶性肿瘤的特征，则可使用"SUMP- 嗜酸细胞 / 嗜酸细胞样肿瘤"的分类，并建议结合临床和影像学特征进行判断。

具有嗜酸细胞特征的 SGT 很难与 ACC 鉴别，因为它们具有低级别细胞核和丰富嗜酸性细胞质的共同特征（图 5.20）。ACC 穿刺标本通常显示细胞具有空泡状或苍白的细胞质，不明显的细胞质边缘，有时细胞核比嗜酸细胞中的细胞核大。背景通常有许多裸核（特别是在抹片中），一些病例背景中可能有淋巴细胞。辅助检查非常有助于 ACC（即"恶性"）的明确诊断；然而，在细胞标本有限和（或）缺乏可用于辅助性检查的材料的情况下，可以做出"SUMP- 嗜酸细胞 / 嗜酸细胞样肿瘤"的诊断，并说明 ACC 在鉴别诊断中。

分泌性癌（SC）[又名乳腺样分泌性癌（MASC）]在 FNA 标本中可表现出嗜酸细胞的特征。SC 通常由有颗粒状嗜酸性胞质的细胞、有多个细胞质空泡的细胞和一些有胞质内黏液的细胞混合而成。这些特征经常被误解为ACC 或嗜酸性 MEC。PA 和肌上皮瘤可能表现为嗜酸细胞化生，但通常这些肿瘤的其他特征（如纤维黏液基质的出现）可有助于鉴别。少见情况，具有嗜酸性胞质的转移癌形态类似原发性嗜酸细胞肿瘤，这些肿瘤可以通过辅助研究（尤其是 IC）和临床病史来区分。

具有透明细胞特征的富于细胞性肿瘤[23-25]

具有透明细胞特征的 SGT 并不常见。这些肿瘤包括具有相似的细胞形态学特征的多种良性肿瘤和恶性肿瘤。胞质透明或空泡化的病变细胞是诊断的关键特征（图 5.21~ 图 5.25）。透明细胞肿瘤不常见，只代表一个小的 SUMP 类别。由于大多数被归入该亚类的肿瘤是低级别恶性肿瘤，因此，此亚类的 ROM 值处于 SUMP（20%~40%）分类恶性风险的高限；然而，该亚类中高级别恶性肿瘤的风险较低。

细胞学标准

- 穿刺标本中细胞量丰富，可诊断肿瘤，但缺乏特定肿瘤的特征性形态学表现（参见本书其他章节中的特定肿瘤）。
- 具有透明细胞特征的肿瘤细胞：透明、泡沫状、颗粒状或空泡状细胞质，或这些的任意组合；具有类似但并非真正嗜酸细胞的特征（图 5.21~ 图 5.25）。
- 核的细胞学级别：低至中等。
- 缺乏高级别特征（如坏死、明显的核异型性、高有丝分裂活性）。
- 如果进行辅助检查，则不允许分类到其他诊断类别（如"良性"或"恶性"）。

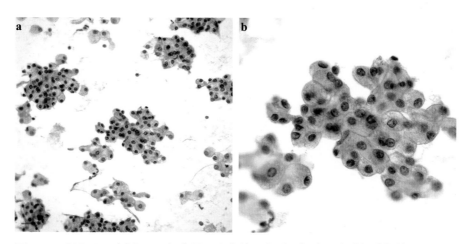

图 5.21　SUMP。本例 FNA 标本显示丰富的具有透明细胞至嗜酸细胞样特征的上皮细胞片，细胞质有细小空泡；细胞核增大，但核膜光滑。该病例在组织学随访中证实是腺泡细胞癌。a、b. 涂片，巴氏染色

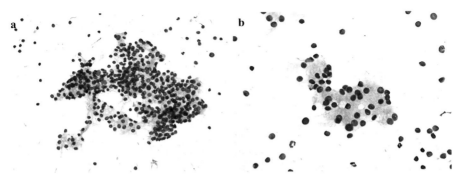

图 5.22　SUMP。本例穿刺标本包含疏松的细胞团，有不明显的小空泡状的苍白的接近透明的细胞质。细胞核小到中等，染色质均匀，未见核的多形性（a、b. 涂片，巴氏染色）。组织学随访为腺泡细胞癌。根据对腺泡细胞癌的怀疑程度，该病例也可被归类为"可疑恶性肿瘤"

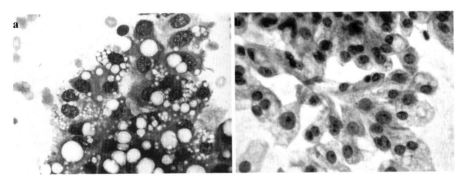

图 5.23　SUMP。本例 FNA 标本表现为细胞的肿瘤性增生，细胞质脆弱苍白，内含大小不一的透明空泡，细胞核圆形，核仁不明显，核的多形性极轻。组织学随访证实为腺泡细胞癌。a. 涂片，罗氏染色；b. 涂片，巴氏染色

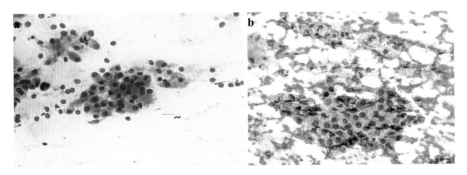

图 5.24　SUMP。FNA 标本表现为有不同的嗜酸细胞样到透明细胞特征的肿瘤。单一的肿瘤细胞排列成具有黏附性的细胞片，胞质呈细颗粒状。背景显示稀薄的黏液和透明的组织细胞样细胞，这些特征提示黏液表皮样癌的鉴别诊断。a. 涂片，罗氏染色；b. 涂片，巴氏染色

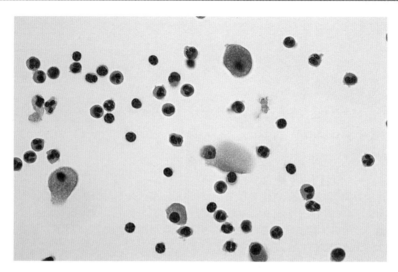

图 5.25   SUMP。本例 FNA 标本表现为由散在的大细胞构成的肿瘤，肿瘤细胞胞质透明到苍白，有细小空泡（涂片，巴氏染色）

注释

当涎腺穿刺标本以大量透明细胞为主时，应谨慎评估，因为鉴别诊断广泛，各种透明细胞肿瘤之间的鉴别具有挑战性。细胞质"透明"代表由一种或多种细胞变化引起的非特异性变化，包括细胞质内脂质、黏蛋白或糖原，细胞内水肿和细胞内细胞器缺乏。根据细胞制片的类型和肿瘤类型的不同，肿瘤细胞的细胞质可以从粗颗粒到泡沫状（图 5.21 和图 5.23）、空泡状、透明状或多种形状组合。透明的细胞质变化在巴氏染色和 HE 染色（细胞块）中表现得最为明显，而 May–Grünwald–Giemsa（MGG）染色通常会使细胞质呈非特异性的淡蓝色调，含黏蛋白或脂质的除外。透明细胞特征的肿瘤之间有明显的形态交叉。在对含有透明细胞特征的穿刺标本进行评估时，如果细胞学标准无法对其进行明确的肿瘤分类，则应获取额外的样本用于辅助标志物的检查（见第 8 章）。在行 IC 的同时，可以联合使用组织化学染色（PAS 染色和 PAS– 淀粉酶消化染色、黏液卡红染色）来确定透明细胞变化的性质（如脂质、黏蛋白或糖原），这可能有助于局限透明细胞肿瘤的鉴别诊断的分类判定。如果细胞形态学特征从数量上或质量上无法达到明确诊断，又无法进行辅助检查，可根据核不典型的程度将其归类为"恶性潜能未定的涎腺细胞肿瘤""可疑恶性"或"恶性"，并给出鉴别诊断和预测的 ROM 值。

临床管理

分类为"良性"的 FNA 病例应在进行保留神经的良性病变切除术之前进行 MRI 或 CT 检查，以评估病变的范围（见第 9 章）。一部分不适合进行手术的患者或不愿接受有神经损伤风险治疗的患者可能会在没有手术治疗的情况下接受临床随访。归类为"恶性潜能未定的涎腺肿瘤"的 FNA 病例的管理与"良性"类似，但包括更广泛的临床决策。应该对这组患者进行 MRI 或 CT 检查，以评估肿瘤的范围和颈部的情况。推荐保留神经的手术切除，除非患者不适合手术。对于诊断为 SUMP 的病例可进行术中冰冻切片检查，以更好地确定组织学分类和切缘的状态，并确定是否需要进行颈部淋巴结清扫。

报告范例

例 1（良性肿瘤）

评估满意。

良性

多形性腺瘤。

例 2（恶性潜能未定的涎腺肿瘤）

评估满意。

恶性潜能未定的涎腺肿瘤

富于细胞性基底样肿瘤。见注释。

注释：样本显示单一形态的核异型性小的基底样细胞群，有纤维基质。未见有丝分裂或肿瘤坏死。这些发现提示富于细胞性多形性腺瘤；然而，不能完全排除其他产生基质的基底细胞样肿瘤，如基底细胞腺瘤、基底细胞腺癌和上皮 - 肌上皮癌。

例 3

评估满意。

恶性潜能未定的涎腺肿瘤

具有透明细胞特征的富于细胞性肿瘤。见注释。

注释：样本显示低级别双相性肿瘤，具有透明细胞特征。鉴别诊断包括多形性腺瘤和肌上皮瘤；然而，不能完全排除上皮－肌上皮癌。

（译者　杨　欣　郭会芹）

参考文献

1. Klijanienko J, Vielh P. Fine-needle sampling of salivary gland lesions. II. Cytology and histology correlation of 71 cases of Warthin's tumor（adenolymphoma）. Diagn Cytopathol. 1997;16（3）:221–5.

2. Colella G, Cannavale R, Flamminio F, Foschini MP. Fine-needle aspiration cytology of salivary gland lesions: a systematic review. J Oral Maxillofac Surg. 2010;68（9）:2146–53.

3. Faquin WC, Powers CN. Salivary gland cytopathology. Essentials in cytopathology, vol. 5. Rosenthal DL, series editor. New York: Springer; 2008.

4. Eneroth CM, Jakobsson P, Zajicek J. Aspiration biopsy of salivary gland tumors. V. Morphologic investigations on smears and histologic sections of acinic cell carcinoma. Acta Radiol Suppl. 1971;310:85–93.

5. Griffith CC, Pai RK, Schneider F, Duvvuri U, Ferris RL, Johnson JT, Seethala RR. Salivary gland tumor fine-needle aspiration cytology: a proposal for a risk stratification classification. Am J Clin Pathol. 2015;143（6）:839–53.

6. Ashraf A, Shaikh AS, Kamal F, Sarfraz R, Bukhari MH. Diagnostic reliability of FNAC for salivary gland swellings: a comparative study. Diagn Cytopathol. 2010;38（7）:499–504.

7. Zerpa VZ, Gonzáles MTC, Porras GA, Acuña MM, Ferriol EE, Galofre JD. Diagnostic accuracy of fine needle aspiration cytology in parotid tumours. Acta Otorrinolaringol. 2014;65（3）:157–61.

8. Rossi ED, Wong LQ, Bizzaro T, Petrone G, Mule A, Fadda G, Baloch ZM. The impact of FNAC in the management of salivary gland lesions: institutional experiences leading to a riskbased classification scheme. Cancer Cytopathol. 2016;124（6）:388–96.

9. Brandwein MS, Huvos AG. Oncocytic tumors of major salivary glands. A study of 68 cases with follow-up of 44 patients. Am J Surg Pathol. 1991;15（6）:514–28.

10. Walaas L, Kindblom LG. Lipomatous tumors: a correlative cytologic and histologic study of 27 tumors examined by fine needle aspiration cytology. Hum Pathol. 1985;16（1）:6–18.

11. Eneroth CM. Histological and clinical aspects of parotid tumours. Acta Otolaryngol Suppl. 1964;188（Suppl 191）:1–99.

12. Mooney EE, Layfield LJ, Dodd LG. Fine-needle aspiration of neural lesions. Diagn

Cytopathol. 1999;20（1）:1–5.

13. Childers EL, Furlong MA, Fanburg-Smith JC. Hemangioma of the salivary gland: a study of ten cases of a rarely biopsied/excised lesion. Ann Diagn Pathol. 2002;6（6）:339–44.

14. Klijanienko J, Vielh P. Fine-needle sample of salivary gland lesions. V: cytology of 22 cases of acinic cell carcinoma with histologic correlation. Diagn Cytopathol. 1997;17（5）:347–52.

15. Wakely PE. Oncocytic and oncocytic-like lesions of the head and neck. Ann Diagn Pathol. 2008;12（3）:220–30.

16. Tjioe KC, de Lima HG, Thompson LD, Lara VS, Damante JH, Oliveira-Santos C. Papillary cystadenoma of minor salivary glands: report of 11 cases and review of the English literature. Head Neck Pathol. 2015;9（3）:354–9.

17. Chin S, Kim HK, Kwak JJ. Oncocytic papillary cystadenoma of major salivary glands: three rare cases with diverse cytologic features. J Cytol. 2014;31（4）:221–3.

18. Wade TV, LiVolsi VA, Montone KT, Baloch ZW. A cytohistologic correlation of mucoepidermoid carcinoma: emphasizing the rare oncocytic variant. Pathol Res Int. 2011;2011:135796.

19. D'Antonio A, Boscaino A, Caleo A, Addesso M, Orabona P. Oncocytic variant of mucoepidermoid carcinoma: a diagnostic challenge for the pathologist. Indian J Pathol Microbiol. 2015;58（2）:201–3.

20. Katz-Selbst ML, Chhieng DC. Fine needle aspiration biopsy of recurrent oncocytic carcinoma of parotid gland. Diagn Cytopathol. 2009;37（11）:849–52.

21. Collla G, Apicella A, Bove P, Rossiello L, Trodella M, Rossiello R. Oncocytic carcinoma of the accessory lobe of the parotid gland. J Craniofac Surg. 2010;21（6）:1987–90. Z. Baloch et al.83 .

22. Schmitt AC, Cohen C, Siddiqui MT. Expression of SOX10 in salivary gland oncocytic neoplasms: a review and comparative analysis with other immunhistochemical markers. Acta Cytol. 2015;59（5）:384–90.

23. Samulski TD, LiVolsi VA, Baloch Z. The cytopathologic features of mammary analog secretory and its mimics. Cytojournal. 2014;11:24.

24. Tyagi R, Dey P. Diagnostic problems of salivary gland tumors. Diagn Cytopathol. 2015;43（6）:495–509.

25. Layfield LJ, Glasgow BJ. Aspiration cytology of clear-cell lesions of the parotid gland: morphologic features and differential diagnosis. Diagn Cytopathol. 1993;9（6）:705–1.

第6章 可疑恶性

Esther Diana Rossi, Andrew S. Field, Syed Z. Ali, Ashish Chandra, Yun Gong, Zahra Maleki, Bo Ping, He Wang

背景

"意义不明确的非典型性""恶性潜能未定的涎腺肿瘤"和"可疑恶性"代表米兰系统中不确定的诊断类别[1]。它们被用来对恶性风险（ROM）进行分层，并告知临床医生，由于诊断的局限性（如细胞量稀少或各种标本的人工假象），无法将特定样本归入更具体的良性或恶性的诊断类别（见第 4 章和第 5 章）。可疑恶性（SM）是在几乎所有细胞学报告系统中都被使用的一个传统诊断类别，因此，它的特点为细胞病理学医生所熟知[2-7]。将 SM 从恶性类别中分离出来的目的是，维持分类为恶性的细针穿刺术（FNA）标本的高阳性预测值（PPV），同时为细胞形态学质量和（或）数量不足以诊断为恶性肿瘤的 FNA 标本提供具有相对较高 ROM 值的诊断选项[8-16]。在米兰系统中，SM 的 ROM 接近 60%[1]。随着可用于涎腺肿瘤诊断的免疫组织化学和分子标志物的日益增多（见第 8 章），一部分归类为 SM 的 FNA 标本可能受益于辅助检查的使用而获得更具体的解读。

定义

涎腺 FNA 标本被分类为 SM，在某些（但不是全部）特征符合恶性肿瘤的诊断，但总体细胞学特征能够提示恶性时，可归为此类。

细胞学标准

在做出 SM 诊断时，FNA 应描述为可疑原发性涎腺恶性肿瘤，或可疑转移性肿瘤或淋巴瘤[8-12]。相当多的 SM 病例是非理想标本的高级别恶性肿瘤。造成 SM 诊断的涎腺 FNA 标本的特征包括以下几点。

- 细胞具有明显非典型性，但涂片制备不良，细胞保存不佳，有细胞固定造成的假象，或有炎性物质和血液遮盖（图 6.1 和图 6.2）。

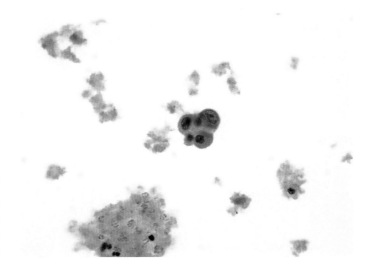

图 6.1 可疑恶性。涂片显示少量的明显非典型细胞，提示癌，但由于细胞数量少而无法分类（涂片，巴氏染色）

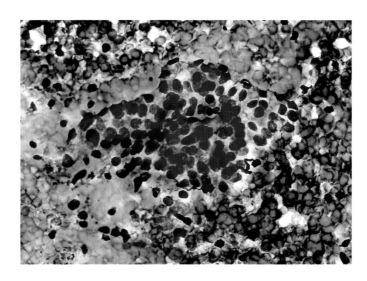

图 6.2 可疑恶性。涂片含有明显的怀疑为高级别癌的非典型细胞，但血液的遮盖限制了评估（涂片，罗氏染色）

- 穿刺标本中尽管细胞稀疏，但存在少量的某种特定恶性病变（如腺样囊性癌、黏液表皮样癌和腺泡细胞癌）的细胞学特征（图6.3~图6.5）。

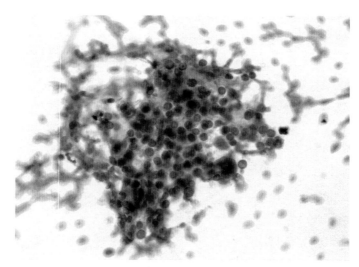

图6.3 可疑恶性。涂片显示一组上皮细胞，提示腺泡细胞癌，但在缺乏辅助检查的情况下，细胞量少及血性背景限制了评估（涂片，巴氏染色）

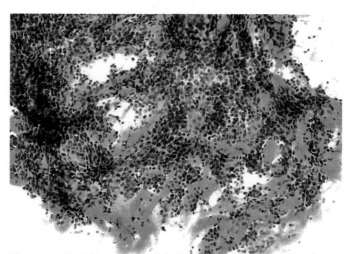

图6.4 可疑恶性。涂片由基底样细胞和丰富的基质球组成，疑为腺样囊性癌（涂片，巴氏染色）

- 在部分细胞中存在明显的非典型性和（或）可疑的细胞学特征，但混有良性涎腺病变的特征（图 6.6）。非典型性特征包括：明显的核仁或大核仁、核大小不一、核质比增加、核聚集挤压变形、明显的核多形性、病理性分裂象、染色质粗糙呈团块状（图 6.7）。
- 样本量少但具有提示为神经内分泌肿瘤的非典型性特征（图 6.8）。

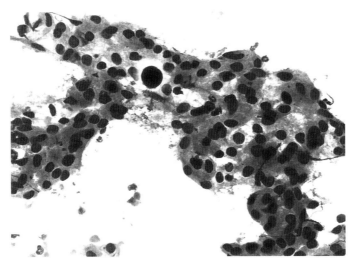

图 6.5　可疑恶性。涂片由具有表皮样特征的上皮细胞组成，提示黏液表皮样癌（涂片，罗氏染色）

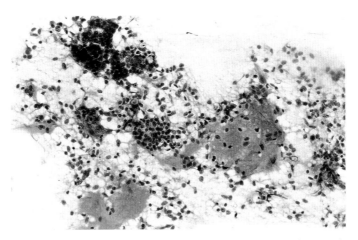

图 6.6　可疑恶性。涂片中部分细胞显示明显的非典型性的细胞学特征（左上），混合有多形性腺瘤的特征（涂片，巴氏染色）

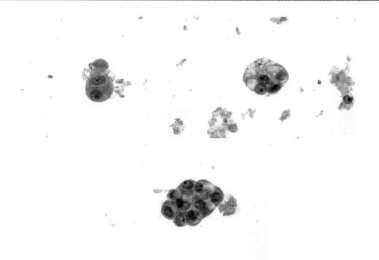

图 6.7 可疑恶性。穿刺标本细胞量少，但偶有小群具有明显非典型性的可疑癌细胞。相应的切除标本显示其为高级别黏液表皮样癌（涂片，巴氏染色）

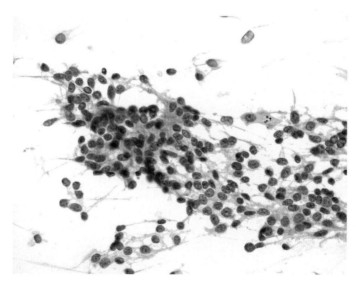

图 6.8 可疑恶性。涂片显示肿瘤细胞含有"椒盐样"核，提示神经内分泌分化（涂片，巴氏染色）

当涎腺穿刺标本显示背景有微小的淋巴细胞胞质碎片（"淋巴腺小体"），并存在明显的淋巴细胞或非典型淋巴细胞群时，需要考虑与淋巴瘤进行[17, 18]鉴别诊断。细胞学标本中行免疫表型检测是诊断大多数淋巴瘤的关键，这通常需要进行流式细胞术。密切结合临床也非常重要。对淋巴瘤亚型进行准确的分类可能需要免疫组织化学和分子检测等辅助检查。许多被归类为 SM 的淋巴瘤是因为缺乏可用于辅助检查的足够的样本[17, 18]。对淋巴瘤诊断的详细细胞学论述超出了本书的范围，但提示淋巴瘤的一些细胞形态学特征包括以下几点。

- 大细胞淋巴瘤中可见增大的非典型淋巴样细胞群（图 6.9）。

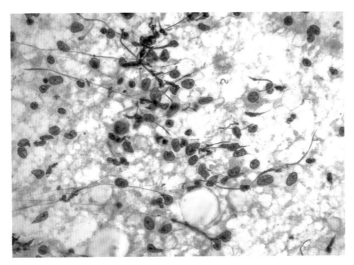

图 6.9　可疑恶性。涂片显示增大的非典型淋巴样细胞群，怀疑为大细胞淋巴瘤（涂片，巴氏染色）

- 形态单一的淋巴细胞群。在中级别滤泡性淋巴瘤中，细胞群可由小 / 中等大小的淋巴样细胞组成（图 6.10）；细胞群或可显示类似于中心细胞的成角状、凹陷的细胞核，提示为套细胞性淋巴瘤；又或显示为含有圆形细胞核和粗糙染色质的小淋巴细胞，提示为小淋巴细胞性淋巴瘤。
- 具有非典型形态类型的细胞混杂的淋巴细胞群（图 6.11）。结外边缘区淋巴瘤（ENMZL）的特点是具有细胞类型混杂的细胞群，该细胞群可包括小到中等大小的中心细胞样细胞，以及少量较大的淋巴样细胞、浆样细胞、着色小体巨噬细胞、树突状细胞和浆细胞。

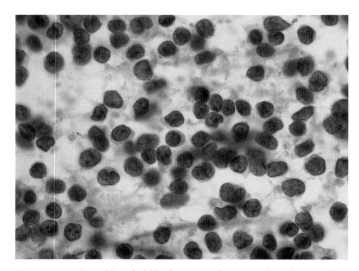

图 6.10 可疑恶性。穿刺标本显示形态单一的中等大小的淋巴细胞群，单从细胞形态学来看，这些淋巴细胞高度怀疑是淋巴瘤。需要额外的辅助检查（如免疫分型）以进行分类（涂片，巴氏染色）

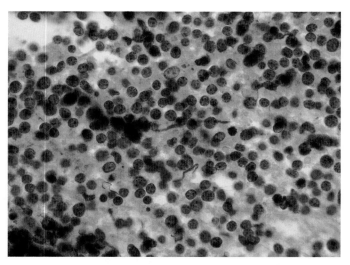

图 6.11 可疑恶性。涂片显示细胞多形性并以中等大小的淋巴样细胞为主，这类细胞可见于边缘区淋巴瘤。需要行辅助检查以进一步分类（涂片，巴氏染色）

注释

在不理想的穿刺标本中，可以根据局灶显著的细胞异型性做出 SM 的诊断。一旦在细胞量少或制备不良的 FNA 标本中发现明显的提示恶性的非典型性细胞，病例就不再是不足以诊断或 "非诊断性的"。与 AUS 和 SUMP 类型相比，SM 病例的细胞通常显示出更高的异型性，因此高度提示恶性病变。SM 不应用于总体细胞形态学特征更适于归类为 AUS 或 SUMP 的病例，后两者的 ROM 值明显低于 SM 的病例。AUS、SUMP 和 SM 的细胞形态学分层可以是细微不明显的，在某些情况下是主观的，但仔细观察细胞形态学特征和正确应用辅助检查会有助于准确的分类。在某些情况下，一旦获得辅助检查结果的确认，"可疑恶性"的诊断可能升级为"恶性"。当提供快速现场评估（ROSE）时，它可以用于提高 FNA 标本的质量，并帮助对病理材料进行分诊以用于附加的诊断检查。

大多数被归类为 SM 的涎腺 FNA 标本是高级别癌，但是因为一些限制因素无法被直接诊断为恶性肿瘤。一部分病例是低级别涎腺癌，表现出特定涎腺癌的典型细胞学特征，但由于定性或定量原因不足以做出诊断（图 6.12）。低级别黏液表皮样癌、腺泡细胞癌和腺样囊性癌的穿刺标本通常属于第二种情况。其他肿瘤，如在涎腺中很少见的神经内分泌癌的穿刺标本，

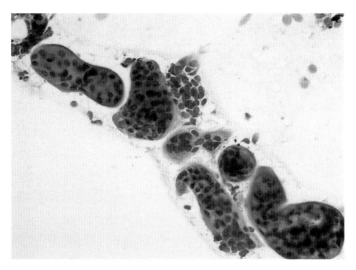

图 6.12　可疑恶性。涂片显示高度疑似腺样囊性癌的细胞学特征，但标本仅限于单张巴氏染色涂片（涂片，巴氏染色）

在有足够的辅助检查材料的情况下通常可准确诊断。涎腺中最常见的神经内分泌癌是具有 Merkel 细胞样特征的低分化神经内分泌癌，除非样本受到了损坏，通常可以仅凭细胞形态将其诊断为恶性。

当涎腺穿刺标本中有明显的淋巴细胞时，需要进行辅助检查以确诊淋巴瘤。否则，当如果无法进行辅助研究，而细胞学形态提示淋巴瘤，如存在大的非典型淋巴样细胞或形态单一的淋巴样细胞时，可将穿刺物归类为SM。最常见的是，穿刺物含有细胞类型混杂的淋巴细胞群，其鉴别诊断包括良性病变，如反应性淋巴组织增生、慢性涎腺炎或 Sjögren 综合征。偶尔，这类病例可以表现出充分的疑似淋巴瘤的非典型细胞形态学特征和临床特征，此时，流式细胞术或免疫表型分析对于最终确定或排除淋巴瘤至关重要。

如果没有行流式细胞术，重复细针穿刺和流式细胞术是最好的方法，如果有条件，可以增加活检。建议结合血液病理学检查，在某些情况下，对于淋巴瘤还需要手术切除以确定诊断和亚型。典型霍奇金淋巴瘤虽然很少累及涎腺或腮腺内的淋巴结，但由于其具有独特的细胞形态学特征，在大多数病例中至少可以诊断为"疑似霍奇金淋巴瘤"。流式细胞术检查通常不能用于诊断霍奇金淋巴瘤，但可考虑其他辅助检查；某些病例可能需要切除活检才能明确诊断。

临床管理

尽管 SM 的细胞学诊断提示病变为恶性的风险很高，但并不等同于"恶性"。它不能单独用作根治性手术、化疗或放疗的依据（见第 9 章）。在应对诊断为 SM 的病例时，应考虑通过重复细针穿刺、空芯针穿刺活检、开放式活检或手术切除来获得更多标本。对于进行重复细针穿刺的病例，应尽量获取足够的标本以用于可能的辅助检查。当然，临床和影像学资料也很重要，当进行手术时，可根据实际情况考虑行术中冰冻切片检查。

报告范例

例 1

评估满意。

可疑恶性

极少数的明显非典型性细胞，可疑高级别癌。

例 2

评估满意。

可疑恶性

可疑为高级别黏液表皮样癌 / 腺样囊性癌 / 涎腺导管癌。

例 3

评估受细胞量少的限制。

可疑恶性

黏液背景中的非典型细胞，可疑为低级别黏液表皮样癌。

例 4

评估满意。

可疑恶性

极少数大的非典型淋巴样细胞，可疑为非霍奇金淋巴瘤。请参见注释。

注释：建议在重复细针穿刺、组织样本中使用流式细胞术检查或使用免疫化学进行免疫表型检测以进一步评估。

例 5

评估满意。

可疑恶性

单一的非典型性小淋巴样细胞群，可疑为非霍奇金淋巴瘤。请参见注释。

注释：建议通过重复细针穿刺或组织活检进行额外的组织取样，进行包括流式细胞术在内的辅助检查以进一步评估。

例6

评估受细胞量少的限制。

可疑恶性

囊肿内容物中偶见非典型性鳞状细胞和角化不全细胞，可疑为转移性角化性鳞状细胞癌。

（译者　林　静　王善欢）

参考文献

1. Rossi ED, Faquin WC, Baloch Z, Barkan GA, Foschini MP, Pusztaszeri M, et al. The Milan system for reporting salivary gland cytopathology: analysis and suggestions of initial survey. Cancer Cytopathol. 2017;125(10):757–66. https://doi.org/10.1002/cncy.21898.
2. Contucci AM, Corina L, Sergi B, Fadda G, Paludetti G. Correlation between fine needle aspiration biopsy and histologic findings in parotid masses. Personal experience. Acta Otorhinolaryngol Ital. 2003;23(4):314–8.
3. Griffith CC, Pai RK, Schneider F, Duvvuri U, Ferris RL, Johnson JT, Seethala RR. Salivary gland tumor fine needle aspiration cytology. A proposal for a risk stratification classification. Am J Clin Pathol. 2015;143(6):839–53.
4. Hughes JH, Volk EE, Wilbur DC, Cytopathology Resource Committee, College of American Pathologists. Pitfalls in salivary gland fine needle aspiration cytology: lessons from the college of American pathologists interlaboratory comparison program in nongynaecologic cytology.Arch Pathol Lab Med. 2005;129(1):26–31.
5. Jain R, Gupta R, Kudesia M, Singh S. Fine needle aspiration cytology in diagnosis of salivary gland lesions: a study with histologic comparison. Cytojournal. 2013;10:5.
6. Mairembam P, Jay A, Beale T, Morley S, Vaz F, Kalavrezos N, Kocjan G. Salivary gland FNA cytology: role as a triage tool and an approach to pitfalls in cytomorphology. Cytopathology.2016;27(2):91–6.
7. Rossi ED, Wong LQ, Bizzarro T, Petrone G, Mule A, Fadda G, Baloch ZM. The impact of fine needle aspiration cytology in the management of salivary gland lesions: institutional experiences leading to a risk based classification scheme. Cancer Cytopathol. 2016;124(6):388–96.
8. Brennan PA, Davies B, Poller D, Mead Z, Bayne D, Puxeddu R, Oeppen RS. Fine needle aspiration cytology (FNAC) of salivary gland tumours: repeat aspiration provides further information in cases with an unclear initial cytological diagnosis. Br J Oral Maxillofac Surg.2010;48(1):26–9.
9. Wei S, Layfield LJ, LiVolsi VA, Montone KT, Baloch ZW. Reporting of fine needle aspiration (FNA) specimens of salivary gland lesions: a comprehensive review. Diagn Cytopathol.2017;45(9):820–7.
10. Colella G, Cannavale R, Flamminio F, Foschini MP. Fine-needle aspiration cytology of salivary gland lesions: a systematic review. J Oral Maxillofac Surg. 2010;68(9):2146–53.
11. Tyagi R, Dey P. Diagnostic problems of salivary gland tumors. Diagn

Cytopathol.2015;43(6):495–509.

12. Wang H, Fundakowski C, Khurana JS, Jhala N. Fine-needle aspiration biopsy of salivary gland lesions. Arch Pathol Lab Med. 2015;139(12):1491–7.

13. Darvishian F, Lin O. Myoepithelial cell-rich neoplasms: cytologic features of benign and malignant lesions. Cancer Cytopathol. 2004;102(6):355–61.

14. Chen L, Ray N, He H, Hoschar A. Cytopathologic analysis of stroma-poor salivary gland epithelial/myoepithelial neoplasms on fine needle aspiration. Acta Cytol. 2012;56(1):25–33.

15. Layfield LJ, Glasgow BJ. Diagnosis of salivary gland tumors by fine needle aspiration cytology:a review of clinical utility and pitfalls. Diagn Cytopathol. 1991;7(3):267–72.

16. Singh Nanda KD, Mehta A, Nanda J. Fine-needle aspiration cytology: a reliable tool in the diagnosis of salivary gland lesions. J Oral Pathol Med. 2012;41(1):106–12.

17. Turner MD. Salivary gland disease in Sjögren's syndrome: sialoadenitis to lymphoma. Oral Maxillofac Surg Clin North Am. 2014;26(1):75–81.

18. Field AS, Geddie WR. Cytohistology of Lymph Nodes and Spleen, Cambridge University Press, Cambridge, United Kingdom, 2014.

第 7 章　恶性肿瘤

Swati Mehrotra, Mousa A. Al-Abbadi, Güliz A. Barkan, Stefan E. Pambuccian, Philippe Vielh, He Wang, Eva M. Wojcik

背景

涎腺恶性肿瘤由多种原发性肿瘤组成，大小涎腺皆可发生[1-4]。此外，涎腺及位于其内或与之密切相关的淋巴结也可发生继发性肿瘤（如转移性皮肤鳞癌）。大部分恶性肿瘤发生于腮腺和颌下腺[1-9]，本章将讨论常见于大涎腺且可通过 FNA 诊断的恶性肿瘤。正如前文所述，尽管一些涎腺的低级别恶性肿瘤在细胞学形态上与对应的良性病变有所重叠，但在 FNA 取材制片满意并足以进行辅助检查的情况下，很多病例能够表现出充分的原发性恶性肿瘤的特征，使之能被划归为"恶性"类别。一旦满足涎腺 FNA 诊断"恶性"的标准，应尽可能地进行分级，因其级别可能会影响临床治疗（见第 9 章）。

定义

涎腺 FNA 分类为"恶性"者，其具有一系列细胞形态学特征，可以单独或联合辅助检查做出恶性诊断。如有可能，应尽可能地提供肿瘤分级和特定类型的判断（如低级别黏液表皮样癌）。

低级别癌

腺泡细胞癌

腺泡细胞癌（ACC）约占所有涎腺上皮性恶性肿瘤的 10%~15%，是位居黏液表皮样癌（MEC）之后第二常见的恶性涎腺肿瘤。儿童涎腺癌患者中约 1/3 为 ACC[7, 8]。该肿瘤略多见于女性（男女比例约为 1∶1.5），各年龄段均有分布，诊断时平均年龄为 50 岁。ACC 最常发生于腮腺，而过去诊断的很多小涎腺 ACC 则被重新归类为分泌性癌（又名乳腺样分泌性癌）。这些肿瘤常无症状且生长缓慢；疼痛、与周围组织分界不清以及累及面神经被认为是预后不良的表现，并可能提示向高级别肿瘤转化。ACC 可以转移至颈部淋巴结，高达 35% 的病例可出现肿瘤局部复发。远处转移罕见，然而曾有发生肝和肺转移的报道。

细胞学标准

　　ACC 是一种恶性上皮性肿瘤，其中至少部分肿瘤细胞呈现浆液性腺泡分化，以出现抗淀粉酶 PAS（PAS–D）染色阳性的胞质酶原颗粒为特征。多数 ACC 穿刺标本有以下几个特征。

• 涂片富于细胞，具有"单一"的上皮细胞组成（图 7.1）。

• 瘤细胞为多边形，核质比低，胞质丰富易碎，呈空泡状且嗜碱性（图 7.2）。

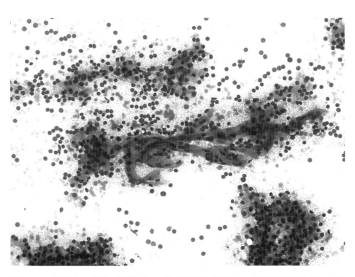

图 7.1　恶性，腺泡细胞癌。涂片富于细胞，成群的胞质易碎的腺泡细胞疏松附着于纤细的毛细血管网。注意在细颗粒状的背景中可见胞质脱落的裸核，无明显的导管细胞成分（涂片，罗氏染色）

- 胞质酶原颗粒出现数量不等，这些颗粒 PAS–D 染色阳性（图 7.3）。
- 细胞散在分布为主或疏松聚集，无小叶状（葡萄样）分布方式。
- 可见有细胞疏松附着其上的毛细血管网或形成良好的乳头状结构。
- 核圆一致，偏位分布，并有明显的核仁（图 7.4）。

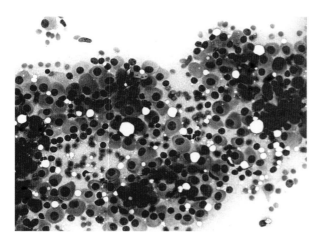

图 7.2　恶性，腺泡细胞癌。示黏附性差的保存完好的肿瘤细胞，胞质颗粒状易碎，可见裸核。细胞多边形，核质比低（涂片，罗氏染色）

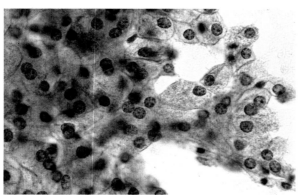

图 7.3　恶性，腺泡细胞癌。吸取的细胞片状分布，胞质丰富易碎，伴有粗糙的细小颗粒散在其中（涂片，巴氏染色）

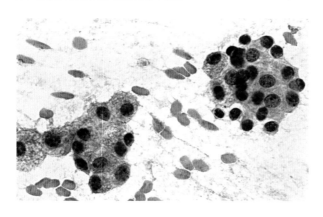

图 7.4　恶性。该例为腺泡细胞癌，可见三维成团的腺泡细胞，易碎的胞质丰富，核质比低，细胞核一致，圆形或卵圆形，有明显的核仁（涂片，巴氏染色）

- 核多形性轻微。
- 无核分裂象或坏死。
- 背景干净或有泡沫状物质，可见胞质脱落的细胞核。
- 部分病例背景富含淋巴细胞。
- 偶见砂粒体。

注释

　　尽管 ACC 通常有细胞散在分布的特点，但仍偶见小簇拥挤排列的瘤细胞群或围绕丰富的毛细血管网呈乳头状排列的瘤细胞。瘤细胞大，呈多边形或卵圆形，细胞边界不清，胞质丰富，呈空泡状且易碎，并微有嗜碱性。胞质内的酶原颗粒提示有浆液性腺泡分化，这些颗粒通常粗糙，巴氏染色显示嗜碱，但罗氏染色最能清楚显现并呈红色或紫红色。遗憾的是酶原颗粒不易检出，因其常较稀疏和（或）因细胞学常规染色难以显示。除浆液性腺泡细胞外，穿刺标本内也常可见透明细胞、闰管样细胞和非特异性的腺细胞。闰管样细胞较小，立方状，核质比高，核居中，并缺乏典型的胞质酶原颗粒。非特异性的腺细胞常见，形似闰管样细胞，但更大更圆（图 7.5）。绝大多数 ACC 无或有轻微的核多形性，通常缺乏核分裂象和坏死。穿刺标本内可能出现大量裸核，并可能与淋巴细胞鉴别困难。应尽可能地收集标本用于辅助检查。PAS–D 染色阳性的酶原颗粒有利于判读。与正常涎腺腺泡相反的是，ACC 通常不表达淀粉酶，而且肌上皮标志物（如 SMA、p63、CK5/6、calponin 和 S100）一般呈阴性。诊断 ACC 最有用的辅助标志物是 DOG1（即 anoctamin–1，可发现于胃肠道间质瘤）和 SOX10（表 7.1）（见第 8 章）。

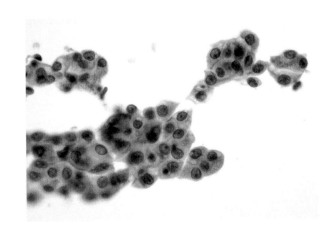

图 7.5　恶性。该例为腺泡细胞癌，可见疏松聚集的细胞团，核质比略高，显示出一种无特异性的腺性外观（涂片，巴氏染色）

表 7.1　低级别涎腺恶性肿瘤鉴别诊断中的免疫组织化学染色

涎腺肿瘤	p63/p40	SMA、SMMHC、calponin	S100	CK8/18	CK5/6	CD117	MUCIN	PAS-D	DOG1
ACC	-	-	-	+	-	-	-	+（颗粒）	+
AdCC	+（ME）	+（ME）	+	+（ME）	+（ME）	+	-	-	-
LGMEC	+（SQ）	-	-	+（MUC）	+（SQ）	-	+	+	-
SC	-	-	+++	+	-		-	+	±
EMC	+（ME）	+（ME）	+（ME）	+（EP）	+（ME）				
MC	+	+	+	-	+				

注：PAS-D—抗淀粉酶 PAS；SMA—平滑肌肌动蛋白；SMMHC—平滑肌肌球蛋白重链；calponin—钙调蛋白；ACC—腺泡细胞癌；AdCC—腺样囊性癌；LGMEC—低级别黏液表皮样癌；SC—分泌性癌［乳腺样分泌性癌（MASC）］；EMC—上皮 – 肌上皮癌；MC—肌上皮癌；ME—肌上皮细胞；EP—上皮（腔面）细胞；SQ—鳞样（表皮样）细胞；MUC—黏液 – 分泌细胞；MUCIN—黏液。

ACC 一般是具有欺骗性温和外貌的肿瘤，因此偶尔可能被误认为非肿瘤性的涎腺成分或涎腺病。后两种情况保留有正常腺泡细胞特征性的葡萄样排列方式，伴随有导管细胞，而 ACC 穿刺标本成分则为更单一的腺泡细胞，细胞广泛丢失黏附性，缺乏非肿瘤性腺泡所具有的葡萄样细胞形态。当空泡状或透明细胞更显著时，易与低级别 MEC 混淆，后者黏液染色阳性。低级别 MEC 尚可见 3 种细胞成分混合，即中间细胞、表皮样细胞和黏液细胞。同样，空泡状腺泡细胞可能与皮脂腺肿瘤混淆，后者有丰富的富于脂质的胞质，脂质 PAS-D 染色呈阴性。空泡状腺泡细胞也可能与上皮 – 肌上皮癌混淆，后者表达肌上皮标志物且 PAS-D 染色呈阴性。

ACC 与分泌性癌有很多共同的细胞形态学特征，在被认为是一种单独的疾病之前，分泌性癌极大可能被诊断为 ACC。然而，分泌性癌缺乏 PAS-D 阳性的胞质酶原颗粒，DOG1 阴性，并弥漫表达 S100、GATA3 和乳腺球蛋白（mammaglobin）。细胞学标本可以用于分泌性癌特异的 *ETV6/NTRK* 基因易位分子检测。其他需与 ACC 鉴别的还包括嗜酸细胞肿瘤和 Warthin 瘤。与 ACC 中可见的"嗜酸细胞样"细胞相反，Warthin 瘤和嗜酸细胞肿瘤中真正的嗜酸细胞具有致密且缺乏空泡的颗粒状胞质，PTAH 组织化学染色呈阳性。

以闰管样细胞和非特异性腺细胞为主要成分的 ACC 是细胞学上最难识别的 ACC，常被划归入"涎腺肿瘤恶性潜能未定"或"可疑恶性肿瘤"。

转移性肾细胞癌可形似 ACC，与 ACC 鉴别的最好方法是借助免疫组化、临床病史和有支持作用的影像学检查。偶尔，ACC 可向高级别转化（"去分化"）（图 7.6），此时可能被 FNA 诊断为高级别癌。

图 7.6　恶性。该例为发生高级别转化的腺泡细胞癌，显示有疏松成团的上皮细胞，并有核多形性（涂片，巴氏染色）

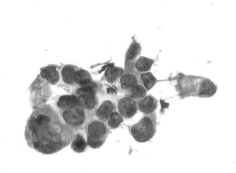

分泌性癌

分泌性癌（SC）以前被称为"乳腺样分泌性癌（MASC）"，最近被描述为一种低级别涎腺肿瘤[7, 10-12]，并被 2017 年版头颈部肿瘤 WHO 分类按一种独立类型纳入[7]。与乳腺的分泌性癌相似，SC 表达 S100、mammaglobin、波形蛋白，并具有 t（12；15）（p13；q25）易位，后者导致 ETV6-NTRK3 基因融合产物的形成。该肿瘤最常见于腮腺，其次为口腔内小涎腺和颌下腺。肿瘤多数发生于成年人，性别比例等同，平均年龄为 47 岁（范围 14~78 岁）。肿瘤范围为 1~4 cm。SC 临床进程为惰性，具有中等程度的局部复发风险（15%）和淋巴结转移风险（20%），远处转移风险（5%）较低。和其他低级别涎腺恶性肿瘤相似，SC 也有发生高级别转化的情况[13, 14]。

细胞学标准

SC 由微囊状、管状和实性结构组成，背景中有嗜酸性胶质样分泌物（图 7.7）。细胞具有低级别的空泡状核，染色质呈细颗粒状，有明显的居中的核仁（图 7.8）。胞质量中等至丰富，色淡粉至粉红，空泡状或颗粒状（图 7.9）。缺乏或偶见显著的非典型性核、核分裂象或坏死。

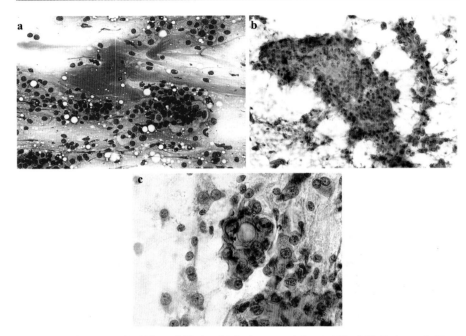

图 7.7 恶性，分泌性癌［乳腺样分泌性癌（MASC）］。穿刺标本涂片（a~c）显示腺上皮的不同排列结构，包括微囊状、管状、微滤泡和实性片状，伴有嗜酸性胶质样的分泌物（涂片，巴氏染色和罗氏染色）

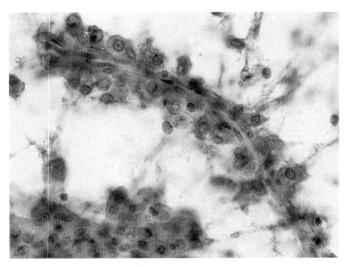

图 7.8 恶性。该例为分泌性癌，穿刺标本可见低级别空泡状核的细胞组成，伴有细颗粒状染色质和明显的核仁（涂片，巴氏染色）

图 7.9 恶性。该例为分泌性癌，FNA 标本显示细胞具有中等到丰富的胞质，胞质色淡，明显呈空泡状（涂片，罗氏染色）

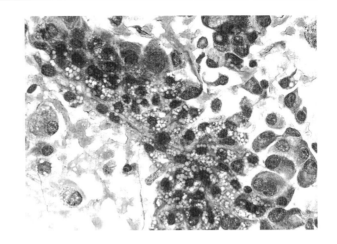

- 穿刺物富于细胞。
- 细胞既可单个散在分布，也可呈管状、滤泡状或乳头状排列。
- 瘤细胞呈温和的立方形或多边形，核质比低。
- 胞质丰富，空泡状且嗜酸。
- 缺乏胞质酶原颗粒。
- 核圆一致，偏位分布，伴有光滑的核轮廓、细染色质和明显的核仁。
- 背景中含黏液蛋白性状的物质。
- 出现 *ETV6/NTRK3* 基因易位。

　　注释

　　SC 最常见的鉴别诊断是 ACC，很多之前诊断的乳头状囊性 ACC[11] 最后经过相应的分子检测被重新评估为 SC。当穿刺标本形态似 ACC 但缺乏典型的嗜碱性 PAS-D 染色阳性的胞质酶原颗粒时，应怀疑 SC。此外，与 ACC 相比，SC 有更明显的胞质空泡。其他指向 SC 的线索包括出现乳头状结构，尤其当肿瘤来自腮腺以外的部位。SC 的细胞学鉴别诊断还包括其他有黏液成分的涎腺肿瘤，如 LGMEC，或以大的嗜酸性细胞为特征的肿瘤，如 Warthin 瘤、嗜酸细胞瘤和嗜酸细胞囊腺瘤。SC 可见的多空泡状细胞不是上述肿瘤的特征，是最明显的鉴别诊断点之一，另一个明显的鉴别点是 SC 缺乏 LGMEC 可见的鳞状细胞、中间细胞和杯状黏液细胞。

　　合适的免疫组化和分子检测可以用于确诊 SC（见第 8 章）。SC 表达 S100、mammaglobin 和 GATA3。SC 通常呈 DOG1 阴性或多局灶表达，不表达肌上皮标志物 calponin、CK5/6 和 p63。黏液卡红染色可以用来显示细胞内外的黏液。一般而言，FNA 诊断 SC 有限，这表明该肿瘤的细胞形态学特征并不独特。因此当诊断怀疑 SC 时，确保有充分的标本进行免疫组化和分子检测是重要的。

上皮－肌上皮癌

　　上皮－肌上皮癌（EMC）是一种少见的低级别恶性肿瘤，在所有涎腺恶性肿瘤中占比小于 5%[7, 15]。约 75% 的 EMC 发生于腮腺，其余可发生于颌下腺和小涎腺。EMC 是一种好发于老年人的疾病，发病年龄段为 60~70 岁，无性别差异。患者通常出现局限性缓慢生长的肿块。EMC 是一种双向性肿瘤，内层为立方导管细胞，外层为较大的透明肌上皮细胞。肌上皮和导管细胞的比例常为（2~3）：1。已发现 EMC 有若干组织学变异型。

　　细胞学标准
　　EMC 由不同比例的导管细胞和肌上皮细胞组成，但后者占优势为典型表现（图 7.10）。EMC 穿刺标本可见以下特征。
- 穿刺标本富于细胞。
- 细胞形态温和，排列方式包括假乳头状细胞群、片状和三维细胞团（图 7.11 和图 7.12）。

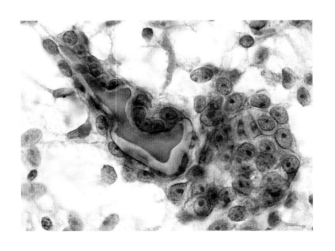

图 7.10　恶性，EMC。穿刺标本涂片显示肿瘤的双向性，内层为立方状的导管细胞，外层为明显的肌上皮细胞（涂片，巴氏染色）

图 7.11 恶性。EMC 穿刺标本显示双向细胞组成，呈假乳头管状和片状排列（涂片，巴氏染色）

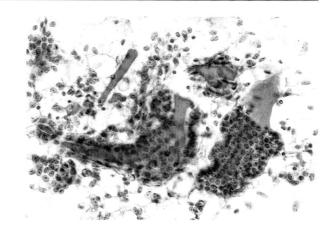

图 7.12 恶性。该例 EMC 穿刺标本由明显的双向细胞组成，包括导管细胞和丰富的胞质淡染的肌上皮细胞，并可见局灶蛋白质性状的物质（涂片，罗氏染色）

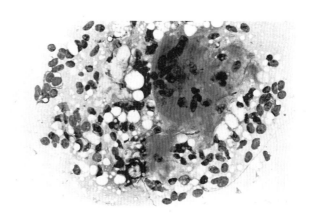

图 7.13 恶性。该例为 EMC，标本有明显的同心圆分层状的蛋白分泌物，需与腺样囊性癌的基质鉴别（涂片，巴氏染色）

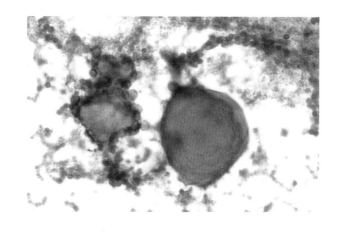

- 分层的缺乏细胞的间质核心（图 7.13）。
- 透明肌上皮细胞占优势组成。
- 胞质稀少的导管细胞占少数。
- 背景中见胞质脱落的裸核细胞。
- 肿瘤的双向性可经由高分子量角蛋白和肌上皮标志物（p63、SMA、calponin）免疫染色显现。

注释

EMC 穿刺标本中的主要细胞组成是肌上皮细胞，细胞核温和伴纤细的淡染色质，胞质丰富呈透明或淡染。由于核特征温和，EMC 常被归类为 SUMP 或 SM。肌上皮细胞的胞质因富含糖原而易碎，故背景中常见胞质脱落所致的裸核。有时更难发现立方状的导管细胞。同心圆分层状的无细胞间质球可通过 Diff-Quik 染色和巴氏染色分别呈粉色和蓝绿色。应采集用于辅助检查的标本来显示肿瘤的双向组成性质。

需与 EMC 鉴别的疾病包括腺样囊性癌（AdCC）、肌上皮瘤、肌上皮癌和富于细胞的多形性腺瘤（PA）。然而，上述需鉴别的肿瘤无一具有 EMC 中占主要组成的大而透明的肌上皮细胞。与 EMC 不同，AdCC 是一种基底细胞样肿瘤，其间质成分缺乏 EMC 中可见的分层特征。肌上皮癌和肌上皮瘤缺乏 EMC 的双向细胞成分，而且细胞更小，淡染的胞质不如 EMC 丰富。EMC 可能会难与富于细胞的 PA 鉴别；然而，PA 缺乏大而透明的细胞及 EMC 独特的分层间质核心（见第 5 章）。

鉴于 EMC 中有丰富的透明细胞，鉴别诊断也应考虑其他有透明细胞特征的肿瘤，如转移性肾细胞癌（RCC）；但 RCC 缺乏双向细胞成分而且有不同的免疫表型特征。同样的，主要发生于小涎腺的透明细胞癌也缺乏 EMC 的双向细胞成分，并有 EWSR1-ATF1 易位。认真检阅临床病史，并适当使用免疫化学标志物可能有助于诊断 EMC。

高级别癌

涎腺导管癌

涎腺导管癌（SDC）是一种涎腺高级别恶性肿瘤，最初 Kleinsasser、

Klein 和 Hübner[16]在 1968 年将之报道为一种类似于乳腺导管癌的肿瘤[7,17-19]。SDC 可以为初发肿瘤，但高达 50% 的病例为已有的 PA 向恶性［癌在多形性腺瘤中（Ca-ex-PA）］转化而成。SDC 约占所有恶性涎腺肿瘤的 10%，多发生于老年人，发病高峰为 70 岁，常见于男性。腮腺是最常见的原发部位（80%）。SDC 表现为生长快速的肿块，常见神经累及症状。肿瘤通常较大，呈浸润性生长伴局灶坏死。已报道有若干组织学变异型，包括乳头状、微乳头状、富于黏液的、肉瘤样和嗜酸细胞性 SDC；然而，这些形态常伴有经典 SDC 的区域，后者呈现出一种大汗腺癌样生长方式[7]。鉴于该肿瘤预后不良，诊断时可能已经发生局部或远处转移。对于可切除肿瘤，标准处理是行根治性手术，加以同侧颈部淋巴结清扫，术后行辅助放疗。

细胞学标准

SDC 是一种形似乳腺导管癌的高级别恶性肿瘤，有以下细胞学特征。

- 穿刺标本富于细胞。
- 细胞呈片状、三维拥挤团状和筛孔状排列，有明显的恶性细胞学特征（图 7.14 和图 7.15）。
- 为中等到大的多边形细胞，细胞边界清楚，并有丰富的嗜酸性胞质（图 7.16）。
- 细胞核增大，呈圆形或卵圆形，有多形性，伴核大小不一、深染的染色质及明显的核仁。
- 核分裂象频见。
- 背景坏死，可见胞质脱落并增大的裸核（图 7.17）。

图 7.14　恶性，SDC。穿刺标本富于细胞，可见三维成团的上皮细胞，胞质中等量，核深染，背景含血液和坏死成分（涂片，罗氏染色）

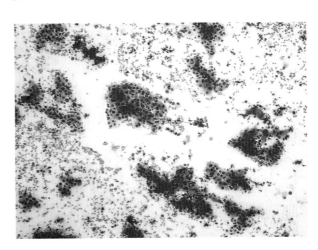

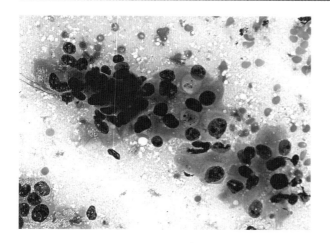

图 7.15 恶性。该例为 SDC，穿刺标本可见成团高级别恶性肿瘤细胞，胞质丰富，核有多形性，核仁明显，局部腺样结构（涂片，罗氏染色）

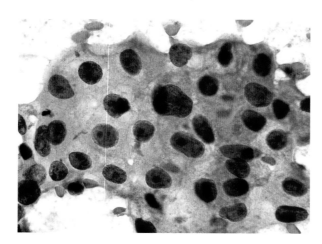

图 7.16 恶性。该例为 SDC，FNA 涂片内见多边形细胞，核大有多形性，伴明显的核仁（涂片，巴氏染色）

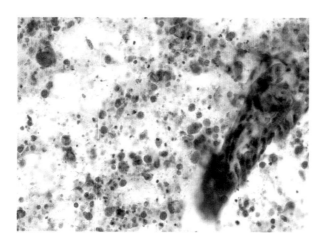

图 7.17 恶性。该例为 SDC，穿刺标本示背景中的大量坏死物（涂片，巴氏染色）

注释

SDC 在细胞学上高级别癌特征明显，但更特异的分类常需要行辅助检查。SDC 表达 AR，但罕见表达 ER 或 PR。SDC 表达 GATA-3，而且 80% 的 SDC 也表达 GCDFP-15（表 7.2）。Her2/neu 免疫表达常见（图 7.18），但仅有 25% 的病例呈弥漫膜强阳性或有 FISH 证实的 HER2 扩增。SDC 通常有较高的增殖指数，Ki67/MIB1 表达高于 25%。

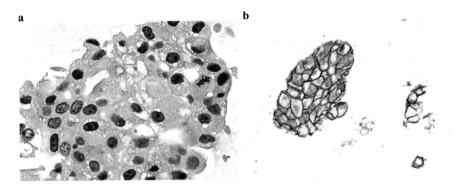

图 7.18　恶性，SDC。a. 细胞块切片标本示一团肿瘤细胞，具有核多形性，细胞边界清楚，颗粒状的胞质相对丰富，核内有明显核仁。注意右上角的核分裂象（细胞块，HE 染色）。b. Her2/neu 免疫染色显示瘤细胞膜强阳性（细胞块，免疫染色）

表 7.2　高级别涎腺恶性肿瘤鉴别诊断中的免疫组织化学染色

涎腺肿瘤	p63/p40	SMA、SMMHC、calponin	CK8/18	CK5/6	CK20	MUCIN	AR	SYN、CHROMO、CD56、CD57	部位特异性
HGMEC	+	−	局灶	+	−	局灶		−	
SQCC[a]	+	−	−	+	−		−	−	
SDC	−	−	+				+	−	
PDC、NE	±	−	+（点状）	−		+	−	+	
转移性肿瘤	−	−	+	±	±	±	−	−	+[b]

注：① HGMEC—高级别黏液表皮样癌；SQCC—鳞状细胞癌；SDC—涎腺导管癌；PDC、NE—分化差的癌；NE—神经内分泌型分化差的癌；SMA—平滑肌肌动蛋白；SMMHC—平滑肌肌球蛋白重链；calponin—钙调蛋白；MUCIN—黏液；AR—雄激素受体；SYN—突触素；CHROMO—嗜铬蛋白。

② [a]SQCC 包括原发核转移性鳞状细胞癌，以及淋巴上皮癌。

③ [b]TTF1 用于肺 / 甲状腺原发肿瘤的鉴别；CDX2 用于结直肠原发肿瘤的鉴别，PAX8 用于肾原发肿瘤的鉴别；HMB45/MART1 用于恶性黑色素瘤的鉴别。

伴高级别转化的癌

"去分化"或被更为广泛地接受的术语"高级别转化"定义为分化好的肿瘤向高级别恶性肿瘤的转化，后者缺乏原肿瘤特定的组织学特征[9,13,14]。这种现象已在 ACC、AdCC、EMC、多形性腺癌、肌上皮癌和 SC 中被发现。伴高级别转化的原发涎腺癌在随后的临床病程中会显示出侵袭性。部分病例中，仅有高级别成分被 FNA 采集到，因此可能被归类为"高级别癌"。然而，对肿瘤的充分取样可能会发现原发肿瘤和高级别肿瘤两种成分（图 7.21）。

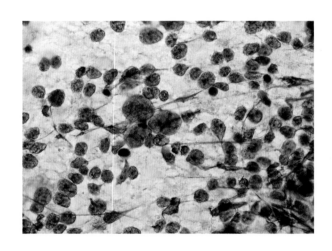

图 7.21　恶性。穿刺标本中见伴有高级别转化成分的腺样囊性癌，显示一群具有未分化特征的高级别多形性肿瘤细胞

小细胞神经内分泌癌

根据 2017 年版 WHO 头颈部肿瘤分类，小细胞神经内分泌癌（SCNC）是较差分化癌的一种亚型[7]。该肿瘤罕见，形态与其在肺和皮肤（Merkel 细胞癌）中对应的肿瘤相似。患者通常为中老年，平均发病年龄为 50~60 岁。SCNC 在大小涎腺皆可发生，但以腮腺为主。患者常出现生长快速的肿块伴颈部淋巴结肿大及面神经受累的症状。SCNC 是一类边界不清的肿瘤，一般较大（范围 2~5 cm），长期预后差。

细胞学标准

SCNC 的细胞学表现和其他解剖部位的小细胞癌一样。涎腺原发 SCNC 的穿刺标本有以下特征。

- 涂片富于细胞。
- 细胞单个分布或成小团。
- 核质比高，胞质稀少（图 7.22 和图 7.23）。
- 核呈卵圆形且深染，核仁不明显。
- 可见核镶嵌（图 7.24）。
- 频见核分裂象、坏死和蓝色凋亡小体。
- 裸核拉长、拖尾及挤压假象。

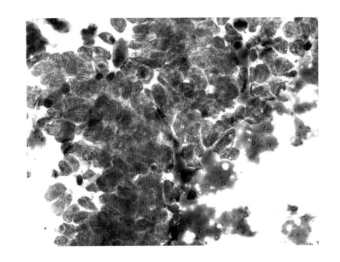

图 7.22　恶性。该例为小细胞癌，穿刺标本显示瘤细胞特征性的高核质比、核镶嵌以及稀少的胞质（涂片，罗氏染色）

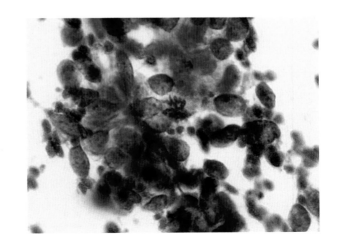

图 7.23　恶性。该例为小细胞癌，FNA 标本可见瘤细胞三维成团排列，伴高核质比，胞质稀少，有核分裂象，染色质细，且无核仁（涂片，巴氏染色）

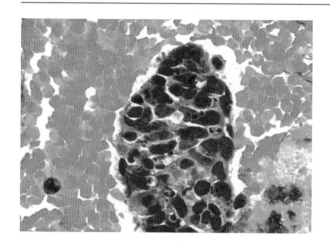

图 7.24 恶性。该例为小细胞癌，细胞块标本可见清楚的核镶嵌及凋亡小体（细胞块，HE 染色）

注释

涎腺的原发性 SCNC 穿刺标本很容易通过其特征性的高级别细胞形态伴核镶嵌及神经内分泌核特点来诊断[23]。辅助检查可用于证实诊断。该肿瘤角蛋白免疫染色可出现点状着色，并有一个或多个神经内分泌标志物（如突触素、嗜铬蛋白和 NSE）阳性。与皮肤的对应肿瘤 Merkel 细胞癌相仿，涎腺 SCNC 常有 CK20 点状阳性[24]，但 Merkel 细胞多瘤病毒染色呈阴性。Ki67 染色显示有非常高的增殖指数（大于 50%）。最常见的鉴别诊断是转移性小细胞癌，包括皮肤 Merkel 细胞癌或肺小细胞癌及其他部位来源的小细胞癌。更少见的鉴别诊断有伴有基底细胞样特征的高级别癌或蓝色小圆细胞恶性肿瘤。结合辅助检查和临床表现常足以完成鉴别诊断。

中等级别或多级别的癌

黏液表皮样癌

黏液表皮样癌（MEC）是最常见的成人和儿童原发性涎腺恶性肿瘤，发病高峰在 20 岁年龄段[7,25,26]。MEC 最常见于腮腺，其次为口腔内小涎腺，特别是腭部的小涎腺。MEC 按组织学级别不同可以是实性或囊性。

MEC 按三级系统分类为低级别、中级别和高级别。现行的组织病理学分级系统依赖某些细胞学标本无从判断的特征，如神经周围侵犯、淋巴血管侵犯和其他侵犯方式，但也使用了细胞学可以评价的特征，如实性和囊性（黏液性）成分的比例，是否出现坏死、间变和核分裂象。通过肿瘤细胞和黏液相对数量的比较，以及是否出现包括坏死、核分裂象及核多形性等在内的高级别细胞学特征，MEC 在 FNA 标本中常可被分级为低级别和高级别。尽管低级别和中等级别 MEC 常可经完整手术切除获得充分治疗，但高级别 MEC 则可能需要行淋巴结清扫和手术外的辅助治疗。低级别、中等级别和高级别肿瘤的 10 年生存率分别约为 90%、70% 和 25%。

细胞学标准

MEC 是一种腺上皮细胞恶性肿瘤，特征为出现表皮样细胞、中间细胞和杯状细胞型黏液细胞，细胞比例因组织学级别而异。此外，MEC 可有柱状细胞、透明细胞和嗜酸细胞等表现。

- 细胞数量因肿瘤级别而异。
- 由杯状细胞型黏液细胞、中间细胞和表皮样细胞混合组成，低级别肿瘤含有更多黏液细胞（图 7.25~ 图 7.27），而高级别肿瘤以表皮样细胞为主（图 7.28）。
- 核非典型性不一，从轻度（低级别）到明显（高级别）。
- 不同程度地出现嗜酸细胞、透明细胞和柱状细胞。
- 低级别和中等级别肿瘤具有囊性成分背景，富含细胞外黏液。
- 约 20% 的病例出现淋巴细胞。

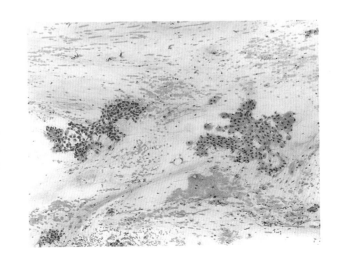

图 7.25　恶性。此例为低级别 MEC，FNA 穿刺标本可见背景中含有丰富的黏液，并见疏松片状排列的温和表皮样细胞和黏液细胞（涂片，巴氏染色。加拿大多伦多大学医学与病理生理学实验室 William Geddie 医生惠赠）

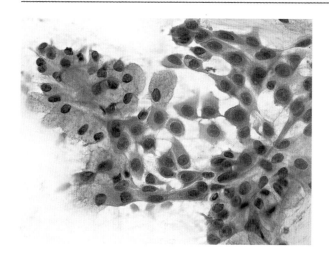

图 7.26　恶性。此例为低级别 MEC，穿刺标本可见温和的表皮样细胞，这些细胞有中等量的致密胞质和清楚的细胞边界，而黏液细胞则含有丰富易碎的粉色黏液性胞质（涂片，巴氏染色。加拿大多伦多大学医学与病理生理学实验室 William Geddie 医生惠赠）

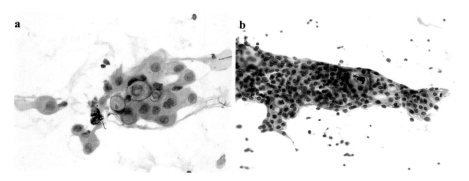

图 7.27　恶性。a. 低级别 MEC，穿刺涂片偶见黏液细胞，可见一大胞质空泡，导致核凹陷，形成一个占据胞质大部的居中粉色黏液滴。b. 低到中等级别 MEC，FNA 标本显示一实性片状排列的肿瘤细胞巢，偶有间杂其中的黏液细胞（涂片，巴氏染色）

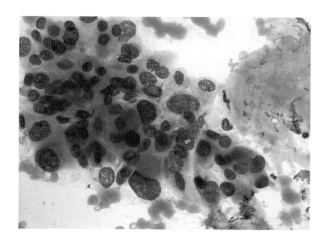

图 7.28　恶性。高级别 MEC，FNA 标本显示成团具有致密胞质的多形性细胞，有胞质内黏液的腺上皮细胞偶尔间杂其中。图像最右端的粉色物质可能代表稠厚黏液（涂片，罗氏染色）

- 角化不是 MEC 的特征。

注释

MEC 的细胞学特征取决于肿瘤的级别。低级别 MEC 通常有丰富的背景黏液、坏死性囊内容物和少量散在的温和表皮样细胞。低级别 MEC 是最容易导致假阴性诊断的涎腺 FNA 之一，多数病例会被诊断为黏液囊肿或囊内容物。如果仅获取囊液，穿刺标本应被归类为 AUS。应尽力对囊性涎腺病变可能出现的任何实性区域进行穿刺。任何含有丰富黏液背景的涎腺穿刺标本都应谨慎判断，以排除低级别 MEC（见第 2 章和第 4 章）。

低级别 MEC 和中等级别 MEC 的表皮样细胞呈温和而有黏附性的片状排列，但细胞排列拥挤，细胞边界清晰并有致密蜡样胞质。中间细胞为柱状至多边形，呈扁平片状排列，比表皮样细胞的核质比更高。杯状型黏液细胞有丰富的空泡状胞质，核质比低，核呈凹陷偏位，可单个出现，可夹杂于成片表皮样细胞之中，或成团出现。出现嗜酸细胞、透明细胞和柱状细胞等其他细胞成分可能增加诊断难度。获取充足的样本并行辅助检查有助于诊断。角化并非 MEC 的特点，如果出现，需怀疑鳞癌（SCC）（通常为转移性）或腺鳞癌。约 20% 的 MEC 有丰富的背景淋巴细胞，如伴有嗜酸细胞和坏死囊内容物可被误诊为 Warthin 瘤。这种鉴别特别有挑战性，因部分 Warthin 瘤可以有鳞状化生和（或）有黏液样背景。

高级别 MEC 的穿刺标本富于细胞，以明显的非典型性表皮样细胞为主，这些细胞拥挤排列成片或团。出现明显的恶性细胞核特征时，与高级别 SCC 相似。偶尔出现间杂其中的杯状细胞可提示为高级别 MEC（图 7.28 和图 7.29）。鉴别诊断包括其他高级别癌，如 SDC、Ca-ex-PA、原发性 SCC 和转移性癌。SDC 可以通过 AR、GATA-3 和 p63 等成组免疫组织化学标志物进行鉴别。MEC 为 p63 阳性，AR 阴性和 GATA-3 阴性。最常需和高级别 MEC 进行鉴别的是原发性 SCC 或更多见的继发性 SCC。涎腺原发性 SCC 极为罕见，多数涎腺 SCC 是来自头颈部皮肤原发 SCC 的涎腺内或涎腺周围淋巴结转移。头颈部皮肤鳞癌病史及缺乏黏液的上皮细胞有助于鉴别诊断。少见的腺鳞癌不能单纯依据细胞学标准与高级别 MEC 进行鉴别。然而，多数腺鳞癌起自上呼吸道和消化道，并不影响大涎腺。

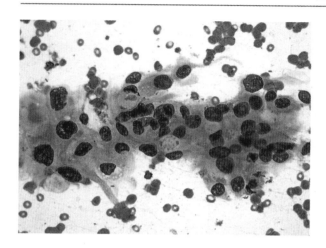

图 7.29 恶性。高级别 MEC，FNA 标本可见明显非典型性的表皮样细胞，其中间杂个别黏液细胞（涂片，罗氏染色）

腺样囊性癌

腺样囊性癌（AdCC）是一种原发性涎腺恶性肿瘤，占所有涎腺肿瘤小于 10%[7]。该病好发于成年人，发病高峰为 40~60 岁，女性发病率略高于男性。肿瘤通常缓慢生长，质硬，边界清楚或欠清楚。鉴于肿瘤有侵犯神经的倾向，患者常出现面神经麻痹或疼痛。AdCC 特征为临床病程长，进展慢，有多次复发和晚期转移。AdCC 有 3 个组织学亚型：管状型、筛状型和实性型（实性区域大于 30%）。与 ACC 相似，AdCC 可以发生高级别转化[25,27]。

细胞学标准

AdCC 是一种恶性基底细胞样肿瘤，由上皮细胞和肌上皮细胞组成，有多种形态结构，包括管状、筛状和实性，易发生神经周围侵犯（图 7.30）。AdCC 穿刺物有以下特征。

- 穿刺标本的细胞数量不等。
- 黏附性好的基底细胞样肿瘤细胞呈合体片状排列，边界欠规则，有时可见微囊状筛孔样、簇状、圆柱状和管状的结构（图 7.30）。
- 瘤细胞小而一致，基底细胞样，核质比高（图 7.31）。
- 胞质稀少不明显。
- 核形态温和，呈卵圆形或有棱角，核深染，核仁不明显。
- 在无高级别转化的情况下核分裂象及坏死都不常见。

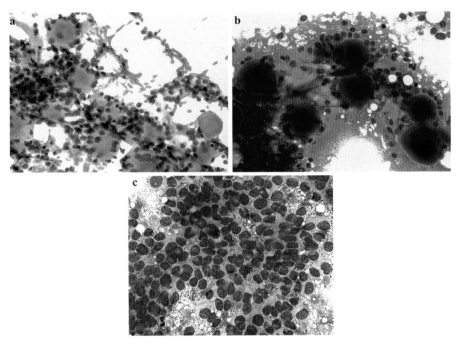

图 7.30　恶性。AdCC，穿刺标本显示基底细胞样肿瘤细胞，瘤细胞小，核质比高，围绕无细胞的基质排列，排列方式有筛状型（a. 涂片，巴氏染色；b. 涂片，罗氏染色）和鲜有基质的实性型（c. 涂片，罗氏染色）

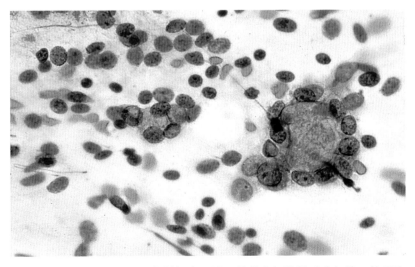

图 7.31　恶性。AdCC 的穿刺标本示单一的基底细胞样肿瘤细胞，核质比高，有些细胞围绕淡染的基底膜样物质排列（涂片，巴氏染色）

- 无细胞的基质质地均一，边界清楚，最易在罗氏染色（紫红色）涂片中观察到；基质因半透明而在巴氏染色涂片中观察较为困难，在实性型中则可能缺失或稀少（图 7.32~ 图 7.34）。

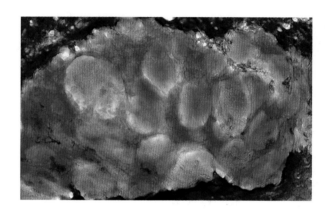

图 7.32　恶性。AdCC，FNA 涂片见丰富的无细胞而均一的基质，边界清楚。基底细胞样肿瘤细胞常形成合体细胞团围绕基质分布（涂片，罗氏染色）

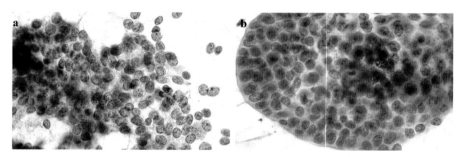

图 7.33　恶性。实性型 AdCC，FNA 涂片显示成片基底细胞样肿瘤细胞，无基质，核大、单一且胞质稀少（a、b. 涂片，巴氏染色）

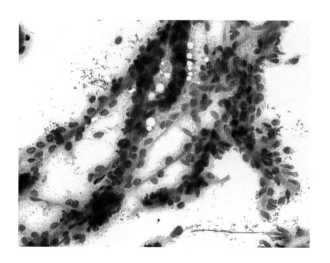

图 7.34　恶性。AdCC，FNA 涂片见无细胞的管状基质（涂片，罗氏染色）

注释

筛状型 AdCC 最常见且最易通过涎腺穿刺检查获得诊断。肿瘤细胞小而单一，基底细胞样，最常见片状或管状排列方式。核深染，有棱角，胞质稀少不明显。通常缺乏核分裂象、坏死和明显的多形性。通过穿刺标本判断 AdCC 的最重要的细胞学线索为其特征性的均一、无细胞、非纤维丝状，并有强烈异染性的基质，罗氏染色将基质染为紫红色。基质有多种外观，包括大小不一的球状、圆柱状和分支管状形态，边缘清晰，周边伴或不伴有基底细胞样肿瘤细胞。基质在巴氏染色片中为淡绿色且半透明，常不易被查见。

AdCC 鉴别诊断包括若干良恶性疾病。PA 肿瘤细胞沉埋于基质中，AdCC 与之相反，基底细胞样肿瘤细胞围绕基质分布，基质与肿瘤细胞界限清楚。此外，AdCC 的基质通常缺乏 PA 基质的纤维丝状质地和模糊边界。实性型 AdCC 在细胞学标本中最难识别。这种类型的 AdCC 由成片的基底细胞样肿瘤细胞组成，基质少或无。该型肿瘤细胞的核可能更大，欠一致性，核重叠及核仁可见，偶见核分裂象，可见凋亡小体和局灶坏死。这些特征使得实性型 AdCC 诊断非常困难。辅助检查及仔细寻找有提示诊断作用的无细胞基质球有时对诊断有所帮助。玻璃样变小球不是 AdCC 的特异性诊断线索，在其他病变中也可以出现，包括多形性腺癌、基底细胞腺瘤、基底细胞腺癌和上皮 – 肌上皮癌，甚至基底细胞样 SCC。AdCC 缺乏鳞状分化，后者常出现于基底细胞样 SCC（至少是局灶出现）。另外，与 AdCC 相比，基底细胞样 SCC 更具有高级别肿瘤的特点，包括出现凋亡小体、核分裂象、显著的坏死和严重的细胞非典型性。行小涎腺病变穿刺时，多形性腺癌要列入与 AdCC 的鉴别诊断中，特别是腭部穿刺。与 AdCC 相反，多形性腺癌的肿瘤细胞不是基底细胞样，而是组成一致的多边形中等大小的细胞，胞质量中等，染色质淡染细腻，核仁小而明显（图 7.35）[25]。AdCC 和基底细胞腺瘤及腺癌的鉴别诊断是涎腺细胞学中最困难的（见第 5 章）。一些基底细胞肿瘤的细胞外基底膜样物质的排列方式可能是与 AdCC 鉴别的重要线索，尤其对于基底细胞肿瘤的膜性亚型。然而，一些病例间重叠的细胞形态特点会导致将诊断纳入 SUMP 或 SM 类别。上皮 – 肌上皮癌的识别主要依靠出现丰富的大而透明的肌上皮细胞，AdCC 无此特征[15]。

辅助检查对 AdCC 的诊断可能极有帮助。多数 AdCC 强表达 CD117（c–kit，胞质），但未发现有 CD117 基因突变。此外，多数 AdCC 会出现成髓细胞白血病病毒癌基因同源物（MYB）和 NOTCH 的过表达，而且多数

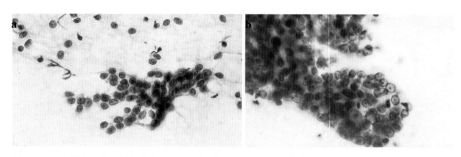

图 7.35　恶性。多形性腺癌，FNA 标本可见温和的肿瘤细胞，胞质中等量，染色质细腻淡染，可见伴少量基质的假乳头状结构（a、b. 涂片，巴氏染色）

AdCC 有标志性的染色体易位 t（6；9）（q22‑23；p23-24），由此形成的融合基因涉及癌基因 *v-myb* 成髓细胞白血病病毒癌基因同源物和转录因子基因 *NFIB*（见第 8 章）。

肌上皮癌

　　肌上皮癌（MC）罕见，在所有涎腺癌中占比小于 1%，没有年龄或性别发病倾向。MC 绝大部分发生于腮腺，发生在腮腺的可以作为初发肿瘤，亦可作为癌在多形性腺瘤中的一种成分起病[7,28]。患者常出现无痛性增大的肿块，病程长短不一。MC 可有低级别和高级别，不同级别的肌上皮癌临床结局不同；远处转移相对常见。

　　细胞学标准
　　MC 定义为由具肌上皮分化的细胞组成，是与肌上皮瘤相应的恶性肿瘤。MC 穿刺物标本有以下特征。
- 穿刺物富于细胞。
- 肿瘤细胞排列方式包括单个分布、小簇状、成片分布和拥挤成团（图 7.36）。
- 具异染性的间质呈不同形式，诸如小球状、带状和球体（图 7.37）。
- 随肿瘤级别变化，出现不同程度的核非典型性（多形性、核仁、核分裂象及核深染）（图 7.38）。

图 7.36 恶性。MC，FNA 穿刺标本示富于细胞，含有疏松黏附排列的高度非典型性细胞，具浆细胞样形态，核呈多形性并有明显的核仁。注意背景中出现的纤细间质（涂片，巴氏染色）

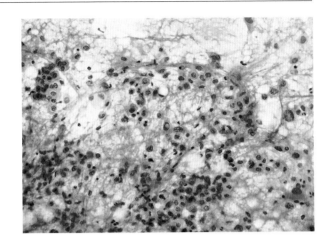

图 7.37 恶性。MC，FNA 穿刺标本含有非典型浆细胞样肿瘤细胞，胞质中等量，核呈卵圆形，并有不含细胞的基质（涂片，罗氏染色）

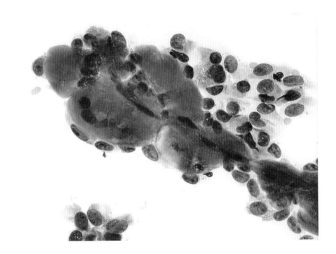

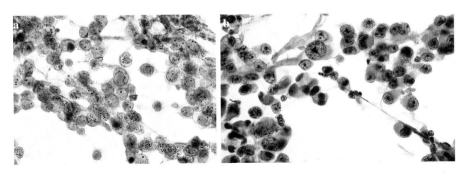

图 7.38 恶性。高级别 MC，FNA 涂片显示具多形性的浆细胞样和上皮样的细胞，有大的圆形至卵圆形的核，并有显著的核仁（a、b. 涂片，巴氏染色）

- 核形态有若干类型，包括浆细胞样、梭形、透明和上皮样细胞。
- 可见核内假包涵体。
- 胞质富于糖原，中等量。

注释

　　MC 是与肌上皮瘤相应的恶性肿瘤。因此，对于 FNA 标本，低级别 MC 与肌上皮瘤（或以肌上皮细胞为主的 PA）的鉴别会比较困难，多数会被诊断为 SUMP（见第 5 章）。被归类为"恶性"的 MC 穿刺标本具有明显的高级别的核非典型性。应采集用于辅助检查的标本，以证明肿瘤由单一的具肌上皮分化的细胞组成。鉴于肌上皮细胞是若干种涎腺良恶性肿瘤的成分，鉴别诊断范围较广；然而，如前所述，低到中等级别的 MC 通常难以通过 FNA 识别（见第 5 章）。正如前文 EMC 部分所提及，MC 与 EMC 的鉴别点为 MC 缺乏 EMC 特征性的双向细胞组成及分层间质。嗜酸细胞性肿瘤偶尔会被纳入与 MC 的鉴别诊断中。嗜酸细胞性肿瘤有居中的核并有明显的核仁，而这些并非 MC 的特征。对于诊断困难的病例，使用成组的肌上皮标志物的免疫细胞化学染色有助于鉴别。

癌在多形性腺瘤中

　　癌在多形性腺瘤中（Ca-ex-PA）占涎腺肿瘤的 3.6%，在所有涎腺恶性肿瘤中约占 12%。通常发生于 60~70 岁，比 PA 迟发约 10 年，略多见于女性。多数 Ca-ex-PA 发生于腮腺。患者常表现为有长期存在的肿物，伴近期快速生长[13]。多数 Ca-ex-PA 为高级别癌，因此发现时患者可有面神经麻痹或累及皮肤的表现。肿瘤大小为 2~4 cm，也可以更大。Ca-ex-PA 常发生广泛浸润，但原位（非浸润性）形式已有描述[9]。尽管可以发生多种类型的癌，Ca-ex-PA 中最常见的癌成分还是 SDC 或高级别腺癌、NOS。

细胞学标准

　　定义为一种上皮或肌上皮性质的恶性肿瘤，由原发或复发的 PA 发展而来[7,9]。Ca-ex-PA 的 FNA 标本有以下特征。

- 穿刺标本富于细胞。

- 常为高级别癌，通常是 SDC（图 7.39）。
- 局灶出现经典的 PA（图 7.40）。

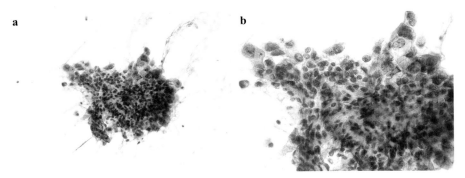

图 7.39　恶性。高级别癌在多形性腺瘤中，FNA 标本仅见癌的成分，因多数情况下癌过度生长，掩盖了原有的多形性腺瘤（a、b. 涂片，巴氏染色）

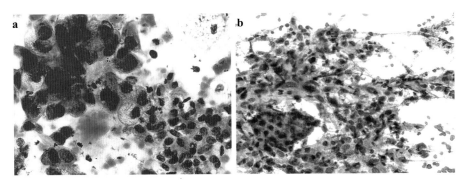

图 7.40　恶性。高级别癌在多形性腺瘤中，FNA 穿刺标本显示高级别癌细胞疏松成团，背景中少量异染性物质可能提示残存的多形性腺瘤（a. 涂片，罗氏染色；b. 涂片，巴氏染色）

注释

由于 Ca-ex-PA 中癌的成分通常占优，在 FNA 标本中常未发现 PA 成分。这种情况下可能做出高级别癌、NOS 或 SDC 的诊断。因此，仅当高级别癌和经典 PA 的特点都出现时，才可能确定诊断为 Ca-ex-PA。另外，难以通过 FNA 区别 Ca-ex-PA 的广泛浸润、微小浸润和非浸润性类型，需要结合临床和影像学表现进行判断。

淋巴造血系统肿瘤

原发性涎腺非霍奇金淋巴瘤占涎腺肿瘤的 1.7%~6%，占所有头颈部结外淋巴瘤的 6%~26%[7]。仅依靠细胞学表现来鉴别涎腺原发淋巴瘤和腮腺周围或腮腺内淋巴结继发淋巴瘤可能较困难[29]。多数原发性涎腺淋巴瘤为 B 细胞非霍奇金淋巴瘤。黏膜相关淋巴组织（MALT）类型的结外边缘区 B 细胞淋巴瘤（EMZBCL）是原发性涎腺淋巴瘤最常见的类型，常与 Sjögren 综合征有关。弥漫性大 B 细胞淋巴瘤（DLBCL）占所有涎腺淋巴瘤的 7%~27%。腮腺是最常见的发生部位（70%），其次为颌下腺（20%）。平均发病年龄为 60 岁。高达 10% 的病例出现双侧累及。

细胞学标准

EMZBCL 是一种起自 MALT 的低级别 B 细胞淋巴瘤。EMZBCL 的 FNA 标本有以下特征。

- 穿刺标本富于细胞。
- 细胞组成具多样性，主要为小至中等大小的淋巴细胞、单核样 B 细胞、免疫母细胞、淋巴浆细胞性细胞及浆细胞（图 7.41）。
- 淋巴组织细胞聚集灶及易染体巨噬细胞（图 7.41）。

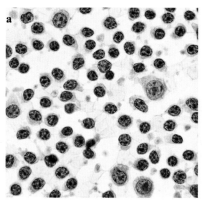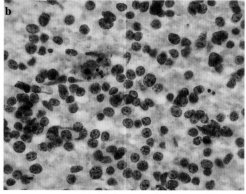

图 7.41 恶性。结外边缘区淋巴瘤，FNA 标本可见散在分布的小至中等大小的混合淋巴细胞，胞质量少，染色质粗，核圆形至不规则。另见散在的大细胞及着色小体巨噬细胞（a、b. 涂片，巴氏染色）

- 免疫细胞化学染色示 CD20$^+$、CD5$^-$、CD10$^-$、CD23$^-$、CD43$^±$、Ki67 增殖指数低。
- 流式细胞免疫表型示 CD5$^-$/CD19$^+$、CD19$^+$/FMC7$^-$、CD19$^+$/CD23$^-$、CD19$^+$/CD10$^-$、Bcl1$^-$、Bcl6$^-$、Bcl2$^+$、κ 或 λ 轻链表达限制性。

　　DLBCL 是一种由大 B 细胞（即细胞核为正常淋巴细胞核 2 倍以上）组成的高级别淋巴瘤，呈弥漫生长。穿刺标本有以下特征。

- 穿刺标本富于细胞。
- 具非典型性的大淋巴样细胞（大小为成熟淋巴细胞的 2 倍以上）（图 7.42）。

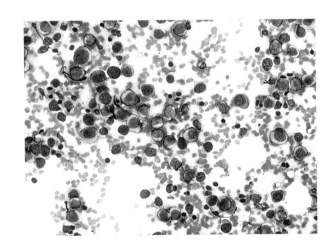

图 7.42　恶性。弥漫性大 B 细胞淋巴瘤，FNA 标本可见散在分布的非典型性大细胞，大小超过成熟小淋巴细胞的 3 倍（涂片，罗氏染色）

- 常见明显或大的核仁。
- 背景中见淋巴小球（lymphoglandular bodies）。
- 可出现着色小体巨噬细胞。
- 免疫细胞化学染色示 CD20$^+$、CD45$^+$、PAX5$^+$、CD79a$^+$、Ki67 增殖指数高。
- 流式细胞免疫表型示 CD5$^-$/CD19$^+$、CD19$^+$/FMC7$^-$、CD19$^+$/CD23$^-$、CD10$^-$、κ 或 λ 轻链表达限制性。

　　注释

　　对于伴明显淋巴细胞组成的涎腺病变，有关淋巴细胞增生性病变的鉴别诊断包括反应性病变和肿瘤性病变。反应性病变包括慢性涎腺炎、淋巴上皮性涎腺炎（LESA）、艾滋病相关的淋巴上皮囊肿，以及最为重要的反应性淋巴结。慢性涎腺炎通常穿刺标本的细胞量少，偶见成堆的导管细胞和少量有成熟小淋巴细胞外观的 B 细胞和 T 细胞，流式细胞术免疫表型分析显示淋巴细胞为多克隆性。反之，淋巴瘤穿刺标本通常富于细胞，背景富含淋巴小球。除 EMZBCL 和 DLBCL 之外，腮腺周围及腮腺内淋巴偶可被其他淋巴瘤累及，如套细胞淋巴瘤和滤泡性淋巴瘤（图 7.43）。后者穿刺标本常提示淋巴瘤，但准确分型需进行辅助检查。评价涎腺淋巴细胞样病变时最困难的问题之一为从细胞学上区别 LESA 和如 EMZBCL 的低级别淋巴瘤（见第 3 章）。二者细胞形态特征有重叠，均可见多种细胞成分，包括多类型组成成分但仍以小细胞为主的淋巴细胞、着色小体巨噬细胞、滤泡树突细胞、浆细胞和淋巴组织细胞聚集灶。单靠细胞形态学不能可靠地区分二者，鉴别需进行流式细胞术或其他免疫表型分析法，且应该在做出淋巴瘤诊断之前进行。因此，采集足够用于包括流式细胞术在内的辅助检查的标本很重要。由具血液病理专长的病理医生进行会诊也会很有帮助。

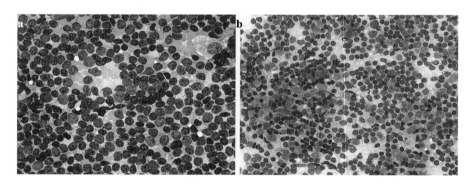

图 7.43 恶性。套细胞淋巴瘤（a）和滤泡性淋巴瘤（b）的 FNA 标本显示细胞形态很有非典型性，提示淋巴瘤，但需要辅助检查以进行淋巴瘤的准确分型（a、b. 涂片，罗氏染色）（加拿大多伦多大学医学与病理生理学实验室 William Geddie 医生惠赠）

　　DLBCL 穿刺标本通常易于被从细胞形态上识别为恶性，但有些情况下鉴别诊断也会包括由小细胞组成的恶性肿瘤，如恶性黑色素瘤、小细胞癌和某些肉瘤。识别背景中的淋巴小球有助于诊断。获取辅助检查用标本可解决困难病例的鉴别诊断问题，这些辅助检查包括但不限于使用含有细胞角蛋白、CD45、CD20 和 S100 的成组免疫标志物。流式细胞术也能提供有用的信息；但应谨慎地解释流式细胞术结果，因相当一部分 DLBCL 可以有阴性流式细胞术检测结果。

继发性恶性肿瘤

美国军事病理研究所（armed forces institute of pathology，AFIP）的一组数据表明，转移性肿瘤占非淋巴造血细胞性涎腺恶性肿瘤的 7.5%，且多数病例表现为孤立性涎腺肿块[7]。大部分病例有非涎腺原发恶性肿瘤病史。腮腺累及，特别是腮腺内和腮腺周围淋巴结累及，比颌下腺累及更常见，多过 20 倍。继发性涎腺恶性肿瘤发病年龄高峰为 70~80 岁，近 70% 发生于男性。转移至腮腺的肿瘤 80% 来自头颈部的肿瘤，特别是面部和头皮的皮肤癌，而颌下腺转移瘤中 85% 来自远处病变[20,30]。皮肤 SCC 是被诊断出的腮腺继发性肿瘤中最常见的，其次为恶性黑色素瘤。来自远处转移的继发性涎腺肿瘤其原发病灶包括肺、乳腺和肾脏。

细胞学标准
累及涎腺的继发性恶性肿瘤的穿刺物有以下细胞学特征。
- 穿刺标本富于细胞。
- 通常有高级别肿瘤的细胞核特征。
- 细胞形态学特征依肿瘤类型而异，最常见的转移瘤为 SCC、恶性黑色素瘤或来自远处脏器的恶性肿瘤（肺、乳腺和肾脏）（图 7.44 和图 7.45）。

注释
鳞状细胞癌（SCC）是最常见的转移至涎腺的肿瘤。穿刺标本通常富于细胞，包括非典型鳞状细胞和角蛋白碎片，出现于坏死性背景中。有些病例可能有囊性背景。与 MEC 相反，转移性 SCC 缺乏细胞内黏液的证据，且通常有角化。多数病例发生于有皮肤 SCC 病史的年长患者，涎腺原发性 SCC 极为罕见。转移性恶性黑色素瘤穿刺标本的细胞形态多样。转移性恶性黑色素瘤 FNA 细胞病理经典表现为出现一群失黏附性的多形性细胞，伴偏位核，显著的核仁及胞质内颗粒状色素。核内包涵体也较常见。无色素性黑色素瘤或梭形细胞黑色素瘤在缺乏明确病史时可能被误诊为分化差的癌或肉瘤。对于任何细胞形态不符合原发性涎腺肿瘤或有非涎腺原发恶性肿瘤病史的病例，获取足够用于辅助检查的标本可能很有帮助，尤其当患者有恶性黑色素瘤病史时。

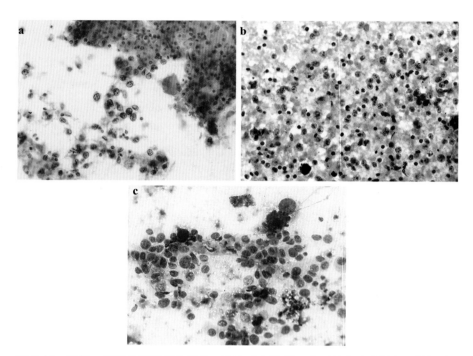

图 7.44 恶性。转移性恶性黑色素瘤，FNA 穿刺物显示典型的失黏附性多形性细胞，可见背景中的噬黑素细胞，黑色素颗粒为褐色的细颗粒（a、b. 涂片，巴氏染色；c. 涂片，罗氏染色）

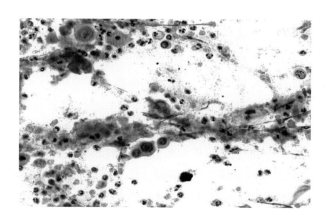

图 7.45 恶性。转移性鳞癌，穿刺标本富于细胞，可见核质比高的细胞，并见角化不良的嗜橘红色细胞，背景中见坏死碎片（涂片，巴氏染色）

恶性间叶源性肿瘤

原发性涎腺软组织肿瘤罕见，良性肿瘤比恶性肿瘤更常见。在累及腮腺的多种类型软组织肿瘤中，良性血管源性肿瘤（血管瘤）最为常见。建议读者参考其他对软组织肿瘤细胞学有详细描述的资料（图 7.46）[31]。

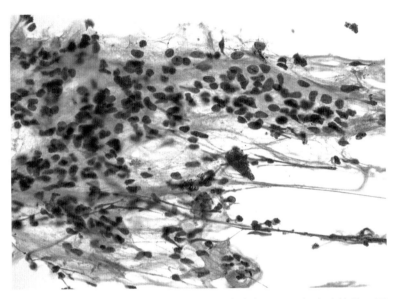

图 7.46　恶性。此例为腮腺恶性梭形细胞肿瘤，FNA 标本（涂片，巴氏染色）

临床管理

对于特定涎腺恶性肿瘤进行包括级别在内的确诊性分类可为临床决策提供重要信息（见第 9 章）。恶性肿瘤的级别常为临床医生选择手术范围提供参考。这种选择可能包括进行颈部淋巴结清扫及牺牲大神经的潜在需求等。对于累及腮腺深叶的高级别涎腺恶性肿瘤，全腮腺切除术可能是必要的。此外，识别恶性肿瘤为原发性或转移性也会对临床医生的处理有影响。有腮腺淋巴结转移病变的患者常需要同时行颈部淋巴结清扫。当病变为非皮肤源性的肿瘤转移时，建议行 PET–CT，以确定原发肿瘤的部位。

报告范例

例 1

评价满意。

恶性

角化型鳞癌。见注释。

注释：鉴于涎腺原发性鳞癌极为罕见，应进行全面的临床检查，包括详细病史问诊及皮肤检查，以除外来自头颈部原发的皮肤或黏膜肿瘤的转移。

例 2

评价满意。

恶性

高级别癌，符合涎腺导管癌。见注释。

注释：穿刺标本富于细胞，并见高级别多形性细胞，排列成筛状或有乳头状结构，伴有显著的核仁和背景中的坏死。相应细胞块切片免疫染色显示雄激素受体阳性、GATA-3 阳性和 Her2/neu 阳性。

例 3

评价满意。

恶性

高级别癌，符合涎腺导管癌。见注释。

注释：穿刺标本富于细胞，并见多形性细胞，排列成筛状或有乳头状结构，伴有显著的核仁和背景中的坏死。细胞形态学发现提示涎腺导管癌；然而，由于相应细胞块切片内肿瘤细胞少而无法进行辅助检查。

例 4

评价满意。

恶性

腺样囊性癌。见注释。

注释：穿刺标本富于细胞，并见基底细胞样细胞，胞质稀少，并见有棱角的深染细胞核围绕均一并呈紫红染色的基质球排列。FISH 检测示存在 *MYB*（6q23）基因重排，支持腺样囊性癌的诊断。

例 5

评价满意。

恶性

高级别癌在多形性腺瘤中（Ca-ex-PA）。见注释。

注释：穿刺标本见高级别多形性肿瘤细胞伴显著的核仁，核大小不一，偶见核分裂象；另见分开的灶状温和细胞，包埋于软骨黏液样基质中。辅助的免疫组化检查显示 PLAG1 阳性。总体发现符合高级别 Ca-ex-PA 的诊断。

例 6

评价满意。

恶性

高级别癌。见注释。

注释：穿刺标本见高级别多形性肿瘤细胞伴显著的核仁，核大小不一，偶见核分裂象，伴分布于单张玻片的少量软骨黏液样基质。结合患者有长期肿物的病史，且肿物近期迅速增大，倾向于诊断 Ca-ex-PA。

（译者　平　波）

参考文献

1. Al-Abbadi MA. Salivary Gland Cytology: A Color Atlas. Hoboken, NJ: Wiley, 2011.
2. Faquin WC, Sidaway MK, Powers C. Salivary Gland Cytopathology. New York: Springer US, 2008.
3. Klijanienko J, Vielh P, Batsakis JG. Salivary Gland Tumours. Basel: Karger, 2000.
4. Wang H, Fundakowski C, Khurana JS, Jhala N. Fine-Needle Aspiration Biopsy of Salivary Gland Lesions. Arch Pathol Lab Med. 2015;139: 1491-1497.
5. Ellis G, Auclair P. Tumors of the Salivary Glands Series 4 ed. Silver Spring, MD: American Registry of Pathology Press, 2008.
6. Boerner SL. Patterns and pitfalls in fine needle aspiration of salivary gland. Current Diagnostic Pathology. 2003;9: 339-354.
7. El-Naggar AK, Chan JKC, Grandis JR, Takata T, Slootweg PJ. WHO Classification of Head and Neck Tumours. Fourth ed. Lyon: IARC Press, 2017.
8. Vander Poorten V, Triantafyllou A, Thompson LD, et al. Salivary acinic cell carcinoma:

reappraisal and update. Eur Arch Otorhinolaryngol. 2016;273: 3511-3531.

9.　Seethala RR. An update on grading of salivary gland carcinomas. Head Neck Pathol. 2009;3: 69-77.

10.　Bishop JA, Yonescu R, Batista DA, Westra WH, Ali SZ. Cytopathologic features of mammary analogue secretory carcinoma. Cancer Cytopathol. 2013;121: 228-233.

11.　Skalova A, Michal M, Simpson RH. Newly described salivary gland tumors. Mod Pathol. 2017;30: S27-S43.

12.　Bishop JA. Mammary Analog Secretory Carcinoma of Salivary Glands. Pathology Case Reviews. 2015;20: 7-12.

13.　Petersson F. High-Grade Transformation ("Dedifferentiation") —Malignant Progression of Salivary Gland Neoplasms, Including Carcinoma ex Pleomorphic Adenoma. Pathol Case Rev. 2015;20: 27-37.

14.　Nagao T. "Dedifferentiation" and high-grade transformation in salivary gland carcinomas. Head Neck Pathol. 2013;7 Suppl 1: S37-47.

15.　Seethala RR, Barnes EL, Hunt JL. Epithelial-myoepithelial carcinoma: a review of the clinicopathologic spectrum and immunophenotypic characteristics in 61 tumors of the salivary glands and upper aerodigestive tract. Am J Surg Pathol. 2007;31: 44-57.

16.　Kleinsasser O, Klein HJ, Hübner G. Speichelgangcarcinome. Ein den Milchgangcarcinomen der Brustdrüse analoge Gruppe von Speichldrüsentumoren [Salivary duct carcinoma. A group of salivary gland tumors analogous to mammary duct carcinoma] . Arch Klin Exp Ohren Nasen Kehlkopfheilkd. 1968;192 (1) :100-5. [Article in German]

17.　Chiosea SI, Thompson LD, Weinreb I, et al. Subsets of salivary duct carcinoma defined by morphologic evidence of pleomorphic adenoma, PLAG1 or HMGA2 rearrangements, and common genetic alterations. Cancer. 2016;122: 3136-3144.

18.　Williams L, Thompson LD, Seethala RR, et al. Salivary duct carcinoma: the predominance of apocrine morphology, prevalence of histologic variants, and androgen receptor expression. Am J Surg Pathol. 2015;39: 705-713.

19.　Elsheikh TM. Cytologic Diagnosis of Salivary Duct Carcinoma. Pathol Case Rev. 2004;9: 236-241.

20.　Wang H, Hoda RS, Faquin W, Rossi ED, Hotchandani N, Sun T, Pusztaszeri M, Bizzarro T, Bongiovanni M, Patel V, Jhala N, Fadda G, Gong Y. FNA biopsy of secondary nonlymphomatous malignancies in salivary glands: A multi-institutional study of 184 cases. Cancer Cytopathol. 2017;125 (2) :91-103.

21.　Schneider M, Rizzardi C. Lymphoepithelial carcinoma of the parotid glands and its relationship with benign lymphoepithelial lesions. Arch Pathol Lab Med. 2008;132: 278-282.

22.　Hipp JA, Jing X, Zarka MA, et al. Cytomorphologic characteristics and differential diagnoses of lymphoepithelial carcinoma of the parotid. J Am Soc Cytopathol. 2016;5: 93-99.

23.　Gnepp DR, Corio RL, Brannon RB. Small cell carcinoma of the major salivary glands. Cancer. 1986; 1;58:705-14.

24.　Chan JK, Suster S, Wenig BM, Tsang WY, Chan JB, Lau AL. Cytokeratin 20 immunoreactivity distinguishes Merkel cell (primary cutaneous neuroendocrine) carcinomas and salivary gland small cell carcinomas from small cell carcinomas of various sites. Am J Surg Pathol. 1997;21: 226-234.

25.　Krane JF, Faquin WC. Salivary gland. In: Cibas ES, Ducatman BS. Cytology: Diagnostic Principles and Clinical Correlates. Fourth ed. Philadelphia: Elsevier Saunders; 2014. p299-332.

26.　Coca-Pelaz A, Rodrigo JP, Triantafyllou A, et al. Salivary mucoepidermoid carcinoma revisited. Eur Arch Otorhinolaryngol. 2015;272: 799-819.

27. Coca-Pelaz A, Rodrigo JP, Bradley PJ, et al. Adenoid cystic carcinoma of the head and neck--An update. Oral Oncol. 2015;51: 652-661.

28. Savera AT, Sloman A, Huvos AG, Klimstra DS. Myoepithelial carcinoma of the salivary glands: a clinicopathologic study of 25 patients. Am J Surg Pathol. 2000;24: 761-774.

29. Chhieng DC, Cangiarella JF, Cohen JM. Fine-needle aspiration cytology of lymphoproliferative lesions involving the major salivary glands. Am J Clin Pathol. 2000;113: 563-571.

30. Chute DJ, Stelow EB. Cytology of head and neck squamous cell carcinoma variants. Diagn Cytopathol. 2010;38: 65-80.

31. Åkerman M, Domanski HA. The Cytology of Soft Tissue Tumours. In: Monographs in clinical cytology, vol. 16. Basel: Karger; 2003.

第 8 章　涎腺细胞学的辅助研究技术

Marc Pusztaszeri, Jorge S. Reis-Filho, Fernando
Carlos de Lander Schmitt, Marcia Edelweiss

背景

　　常见的涎腺病变，根据细胞形态学就可以进行准确的细胞学诊断，然而，对于某些疾病的细胞学诊断仍存在困难。辅助检测技术已成为完善细胞学诊断的有用工具，最近这方面的进展提高了涎腺 FNA 细胞学诊断的准确性，从而改善了对患者的管理。肿瘤中部分亚群的细胞遗传学特征是存在特异性和复发性的易位（见第 10 章表 10.3）[1-5]。这些易位及其产生的融合癌基因和癌蛋白可作为涎腺 FNA 的诊断标志物[3-12]。本章我们将讨论一些辅助诊断技术和几种目前可用的涎腺 FNA 诊断辅助标志物。

细胞学辅助技术

　　以下多种技术 / 方法，包括特殊组织化学染色、免疫化学（IC）、荧光原位杂交（FISH）、逆转录聚合酶链反应（RT-PCR）、二代测序（NGS）和流式细胞术（FC），可与 FNA 联合使用，以提高涎腺肿瘤（SGT）诊断的准确性[3-14]。它们有应用更广泛、成本效益更高、效率更高、检测周期更短等突出的优点，所以这些方法中的大多数可以很容易地应用于诊断工作[3,4]。虽然免疫细胞化学和分子检测技术可使用多种细胞学样本，包括乙醇固定的涂片或干燥的涂片、cytospin 制作的涂片和液基细胞学制片，但最可靠的是福尔马林固定、石蜡包埋（FFPE）的细胞蜡块[3,4,8]。这是因为大多数生物标志物检测可使用 FFPE 组织蜡块，并且大多数涉及使用细胞学样本进行分子分析的初步研究都依赖于 FFPE 细胞蜡块。细胞蜡块类似于石蜡组织块，其优点是无须标准化且结果可靠。此外，与其他细胞学样本相比，细胞蜡块更具优势，因为对于预期需要进行一组免疫细胞化学染色的病例，细胞蜡块能够提供几乎相同的标本用于检查。相比之下，行 FISH 检测时，细胞学标本通常优于 FFPE 细胞蜡块的切片或 FFPE 组织切片，因为 FISH 探针直接与细胞学标本上的完整细胞杂交，可以避免基于切片的 FISH 因细胞被切开造成的核的不完整，而可能导致的信号显示不完整及计数不准确的问题。

在实际应用中，FISH 对临床、细胞形态学和（或）免疫表型强烈支持为肿瘤的病例最有用，可以做出明确的诊断；但在很多情况下，FISH 排除诊断的能力有限[3,4,9,10]。当 FISH 结果呈阳性时可以确认诊断，即使是在细胞量较少的样本上，也可以通过 FISH 评估特定基因重排，确认 FNA 疑似的恶性肿瘤（见本章"报告范例"）。易位相关蛋白和（或）下游靶蛋白的过度表达可以用 IC 进行评估，并可作为上述分子改变的诊断替代物[3-8,11,12]。由于融合蛋白的 IC 通常比 FISH 分析更敏感，但特异性较低，因此可以作为 FISH 检测前的分流方法（见本章"报告范例"）。

特殊染色

组织化学染色通常用于显示基质或胞质成分。过碘酸希夫染色（PAS）和含淀粉酶 PAS（PAS–D）可用于显示腺泡细胞癌（ACC）胞质酶原颗粒。这些染色还可检测胞质内的黏蛋白，这种黏蛋白存在于多种涎腺肿瘤中，最明显的是黏液表皮样癌（MEC）和分泌性癌（SC）[类似于乳腺样分泌性癌（MASC）]。其他黏蛋白染色包括显示中性黏蛋白的黏蛋白染色（图 8.1）和用于显示酸性黏蛋白的阿尔新蓝染色（Alcian blue）。油红 O 染色（Oil Red O）仍然是通过显示未固定细胞中的脂滴来确认皮脂腺分化的最佳染色方法之一。

免疫化学

IC 可用于缩小诊断困难病例的鉴别诊断范围。FNA 标本的 IC 结果应根据细胞形态学特征谨慎做出解释。此外，推荐在涎腺细胞学检查中使用一组抗体，而不是仅仅使用一种抗体。

图 8.1 黏液表皮样癌。黏液蛋白组织化学染色，可见黏液染色阳性的杯状细胞

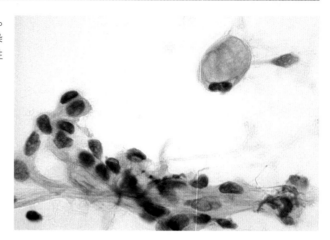

含有基底样细胞肿瘤的免疫化学

含有基底样细胞肿瘤的 FNA 的鉴别诊断范围广泛，诊断有难度（见第 5 章）。IC 可能有助于缩小鉴别诊断的范围。表 8.1 总结了含基底样细胞的涎腺肿瘤最常见的免疫表型。其中，多形性腺瘤（PA）和腺样囊性癌（AdCC）之间的区别可能是最关键的，因为其具有重要的临床和预后意义。

虽然肌上皮细胞标志物对特定诊断没有特异性，但在多种情况下可用于证明涎腺肿瘤中存在少量或大量的肌上皮成分。含有肌上皮成分的涎腺肿瘤包括以下几种良性肿瘤及恶性肿瘤：PA、肌上皮瘤、肌上皮癌、基底细胞腺瘤（BCA）、基底细胞腺癌（BCAdc）、AdCC、上皮 – 肌上皮癌，以及有限的低级别多形性腺癌（PACA）。通常，有一组免疫化学染色可用于显示肌上皮细胞，包括 p63、p40、CK5/6、胶质纤维酸性蛋白（GFAP）和 S100，以及更特异的类肌动蛋白标志物，如平滑肌肌动蛋白（SMA）和钙调蛋白（calponin）。

几种更特异的免疫标志物可用于含有基底样细胞的 SGT 的鉴别诊断。为了提高鉴别各种含基底样细胞肿瘤的敏感性和特异性，使用一组由 MYB、CD117（c–KIT）、多形性腺瘤基因 1（PLAG1）、HMGA2、β–catenin 及淋巴细胞增强结合因子 1（LEF–1）组成的抗体组合有助于诊断及鉴别诊断（图8.2~图 8.5）[3,4,6,8,11,12,15,16]。PLAG1 在大多数有或无 *PLAG1* 基因重排的多形性腺瘤呈阳性（图 8.2）[8]。PLAG1 在肌上皮瘤中也呈阳性，一些学者认为肌上皮瘤是一种肌上皮细胞占优势的变异型 PA，也是 PACA 的一个亚型[8]。相反，在其他 SGT 中，包括 AdCC、MEC 和 ACC，PLAG1 通常呈阴性。在约 20% 的 PA 中 HMGA2 呈阳性（图 8.3），尽管 HMGA2 在肌上皮瘤中可能

表 8.1　含有基底样细胞的涎腺肿瘤中常见的免疫标志物的表达情况

涎腺肿瘤	免疫标志物										
	p63	p40	SMA	calponin	S100	C-kit（CD117）	LEF-1	PLAG1	HMGA2	MYB
多形性腺瘤	+[a]	+[a]	+[a]	+[a]	+[a]	±	±	+	±	−
基底细胞腺瘤 / 基底细胞腺癌	+[a]	+[a]	+[a]	+[a]	−[b]	±	+	−	−	−
腺样囊性癌	±	±	+[a]	+[a]	+[a]	+	−	−	−	+
肌上皮瘤 / 肌上皮癌	+	+	+	+	+	−	−	±	±	−
上皮 – 肌上皮癌	+	+	+	+	+	−	−	−	−	−
多形性腺癌	+	−	−	−	+	±	−	±	−	−

注：① SMA—平滑肌肌动蛋白；LEF-1—淋巴细胞增强结合因子 1；PLAG1—多形性腺瘤基因 1；HMGA2—高迁移率簇 A2。
　　②[a] 管腔外细胞。
　　③[b] 基质细胞可以呈 S100 阳性。

图 8.2　多形性腺瘤。PLAG1 免疫染色，细胞蜡块标本，可见肿瘤细胞核强阳性（图由美国马萨诸塞州波士顿 Brigham 妇女医院 Jeffrey F.Krane 博士惠赠）

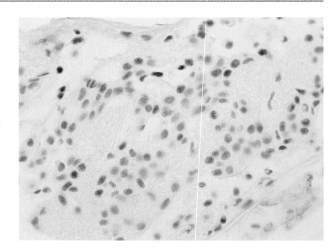

图 8.3　多形性腺瘤。HMGA2 免疫染色，见蜡块标本，肿瘤细胞核呈中度阳性（图由美国马萨诸塞州波士顿 Brigham 妇女医院 Jeffrey F.Krane 博士惠赠）

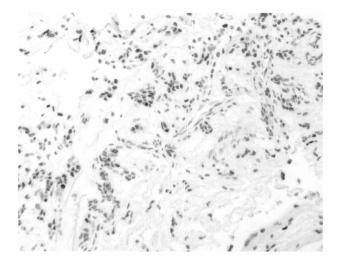

为阳性，在其他 SGT 中通常为阴性[8]。MYB 是 AdCC 的一个有用标志物，因为在大多数 AdCC，无论有无 MYB-NFIB 基因的融合转录本，MYB 都呈阳性。在大多数 AdCC 细胞学标本中，都会出现对 MYB 强烈的免疫反应（图8.4），而其他 SGT 通常为阴性或仅局灶阳性[8,11,12]。除 MYB 外，90% 以上的 AdCC 对 CD117（c-KIT）呈弥漫强阳性（图 8.5）[17]。

　　BCA 和 BCAdc 的主要鉴别要点是经组织学评估是否存在浸润。因此，FNA 很难区分这两种肿瘤。此外，BCA 和 BCAdc 的免疫组织化学表型相似[6,15]。在 40%~80% 的 BCA 和 BCAdc 病例中，β-catenin 及其共激活因子 LEF-1 均呈阳性，阳性比例取决于研究结果（即研究采用的阈值和抗体）[15,16]。β-catenin

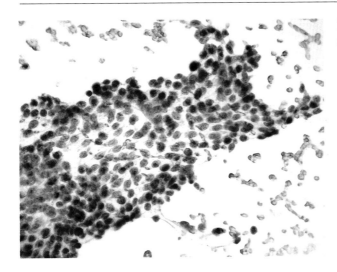

图 8.4 腺样囊性癌。细胞学涂片，MYB 免疫染色，可见肿瘤细胞核呈强阳性

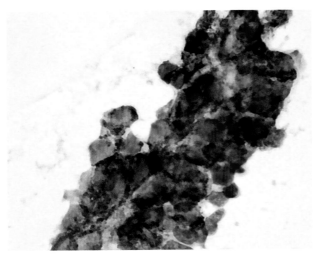

图 8.5 腺样囊性癌。细胞学涂片，CD117 免疫染色，可见肿瘤细胞胞质呈强阳性

在 BCA 中通常呈弥漫强阳性，且在基底细胞成分中占优势（图 8.6），而在 BCAdc 中通常显示中等程度的灶性阳性[15]。就特异性而言，β-catenin 和 LEF-1 在某些非 SGT 中的阳性表达很常见，如皮肤基底细胞癌、毛母细胞瘤和一些牙源性肿瘤，LEF-1 在一些鳞状细胞癌（SCC）病例中的阳性表达也有报道[6]。在分子水平上，30%~80% 的 BCA 病例有 *CTNNB1* 突变，而 BCAdc 则不同，有时显示更复杂的基因改变，包括 *PIK3CA* 的激活突变，尽管 β-catenin 可呈阳性，但通常没有 *CTNNB1* 突变[15,18]。BCA/BCAdc 的罕见膜性亚型与 *CYLD1* 基因改变相关，很少显示 β-catenin 阳性或 LEF-1 阳性。

图 8.6 基底细胞腺瘤，β-catenin 免疫染色，可见肿瘤细胞核呈强阳性（图由美国马萨诸塞州波士顿 Brigham 妇女医院 Vickie Y.Jo 博士惠赠）

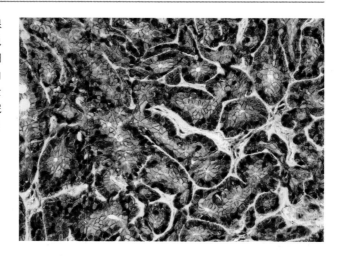

嗜酸细胞／嗜酸细胞样肿瘤的免疫化学

FNA 中含有嗜酸性细胞的 SGT 的鉴别诊断范围较大（见第 5 章）。IC 可用于缩小诊断的范围。表 8.2 总结了 SGT 中最常见的具有嗜酸细胞特征的 IC 表型。建议使用 DOG1、SOX10 和 p63 这一组抗体鉴别 ACC 与 Warthin 瘤（WT）、MEC、嗜酸细胞瘤[19-21]。DOG1 和 SOX10 是 SGT 中腺泡和闰管分化的标志物，两者在 ACC 中均呈弥漫强阳性（图 8.7 和图 8.8）。SOX10 同时也是肌上皮细胞的标志物。DOG1 和 SOX10 在 WT、嗜酸细胞瘤、嗜酸细胞癌、SC 和 MEC 中呈阴性。相反，p63 在 MEC（包括其嗜酸细胞变异型）通常弥漫性表达，而在 ACC 中呈阴性表达。虽然 p63 和 p40 在 WT 和 MEC 中均呈阳性表达，但阳性细胞的分布不同，WT 中单个基底细胞呈阳性，而 MEC 中呈弥漫阳性。S100、GATA3 及 mammaglobin 有助于 SC 的诊断，因为这些免疫标志物在其他嗜酸细胞通常呈阴性[19,22,23]。最近，可能与 ETV6-NTRK3 易位有关的 STAT5a 的过度表达在 SC 中也显示为阳性，因此可以用 IC 对细胞学标本进行评估[24]。对于诊断困难或不确定的病例，特异性的易位是 SC 和 MEC（包括其嗜酸细胞变异型）明确诊断的标志物[9,23]。

表 8.2　具有嗜酸细胞特征的涎腺肿瘤最常见的免疫表型

涎腺肿瘤	免疫染色							
	p63	p40	S100	MGB	SOX10	DOG1	GATA3	AR
Warthin 瘤／嗜酸细胞瘤	+	−	−	−	−	−	−	−
腺泡细胞癌	−	−	−	−	+	+	−	−

续表

涎腺肿瘤	免疫染色							
	p63	p40	S100	MGB	SOX10	DOG1	GATA3	AR
分泌癌	−	−	+	+	+	−	+	−
黏液表皮样癌	+	+	−	−	±	±	−	−
涎腺导管癌	−	−	−	±	−	−	+	+

注: MGB—乳腺球蛋白; DOG1—发现于胃肠道间质瘤中的蛋白1; GATA3 —GATA 结合蛋白 3; AR—雄激素受体。

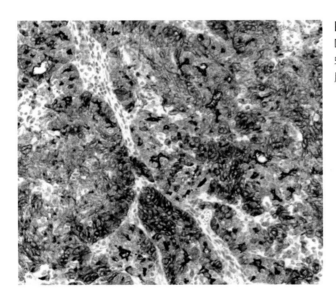

图 8.7 腺泡细胞癌。DOG1 免疫染色，细胞蜡块标本，可见肿瘤细胞胞质呈强阳性

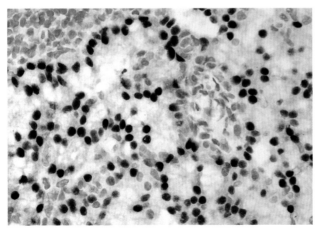

图 8.8 腺泡细胞癌。SOX10 免疫染色，细胞蜡块标本，可见肿瘤细胞细胞核呈强阳性

透明细胞肿瘤的免疫化学

一些 SGT，尤其是具有上述嗜酸细胞特征的几种 SGT，也可以有清晰的细胞形态（见第 5 章）。使用与上述嗜酸细胞 SGT 相同的标志物组合也有助于诊断；表 8.3 总结了 SGT 中具有透明细胞特征的最常见的免疫表型。此外，透明细胞癌是一种罕见的低级别涎腺癌，p63 常呈阳性，但缺乏肌上皮分化，也缺乏细胞内黏液[25]。上皮 – 肌上皮癌的特征是肌上皮细胞占优势，可见大量的透明胞质。使用可以显示透明细胞的肌上皮性质的一组免疫标志物，结合导管细胞标志物（如角蛋白 AE1.3 或 EMA），有助于显示肿瘤的双相模式（图 8.9）。

表 8.3　具有透明细胞特征的常见免疫表型

诊断	免疫染色				
	p63	p40	S100	SOX10	DOG1
肌上皮瘤 / 肌上皮癌	+	+	+	−	−
上皮 – 肌上皮癌	+	+	+	−	−
腺泡细胞癌	−	−	−	+	+
黏液表皮样癌	+	+	−	±	±

图 8.9　上皮 – 肌上皮癌。广谱 CK 免疫染色显示肿瘤的双相模式

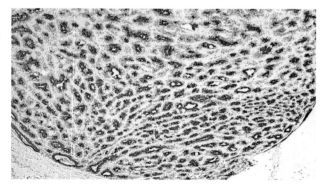

涎腺原发与继发肿瘤的免疫表型

涎腺的高级别癌通常很容易被评估为恶性；然而，原发性恶性肿瘤和继发性恶性肿瘤之间的鉴别有时会存在困难，而该鉴别对临床却很重要。表 8.4 显示的是一组有助于鉴别诊断的免疫标志物。大多数继发性涎腺恶性肿瘤的患者都有临床病史。鳞状细胞癌是最常见的继发性肿瘤，通常来源于皮肤。细胞内黏液的组织化学染色可用于鉴别转移性 SCC 和 MEC（黏液染色阳性）。此外，雄激素受体、GATA3 和 p63 也有助于鉴别涎腺导管癌与细胞形态上相似的其他肿瘤，尤其是转移性非角化性鳞癌。在 95% 以上的涎腺导管癌中雄激素受体和 GATA3 呈阳性，但 p63 呈阴性[26]。应根据已知原发肿瘤使用免疫标志物组合。最常见的涎腺远处转移癌来自肺、乳腺和肾（表 8.4）。

表 8.4　提示涎腺转移癌起源的常见免疫标志物 [a]

免疫标志物	可能的原发部位 [a]
CDX–2 及 SATB–2	肠道
TTF–1	肺、甲状腺
Napsin A	肺
ER 及 PR	乳腺、米勒系统 [b]
PAX–8	肾、米勒系统、甲状腺
CD10 及 RCC	肾
PSA 及 PHAP	前列腺 [c]
Thyroglobulin	甲状腺
Hep Par–1 及 glypican 3	肝
GATA3	乳腺、尿道上皮、其他 [d]
p63、p40 及 CK5/6	鳞状上皮或尿道上皮
GCDFP15 及 MGB	乳腺 [e]

注：①转录因子（核染色）以粗体显示。

②TTF–1—甲状腺转录因子 1；ER—雌激素受体；PR—孕激素受体；RCC—肾细胞癌；PSA—前列腺特异性抗原；PHAP—前列腺酸性磷酸酶；GATA3—GATA 结合蛋白 3；GCDFP15—总囊性疾病液体蛋白 15；MGB—乳腺球蛋白。

③[a] 最好使用一组免疫标志物，并结合临床资料；其中一些标志物也可以在原发性涎腺癌中表达。

④[b] 可在其他各种癌中表达。

⑤[c] 一部分涎腺导管癌和嗜酸细胞瘤也表达 PSA。

⑥[d] 皮肤癌和涎腺癌的一部分也表达。

⑦[e] 原发性涎腺癌的一些亚型（如类似于乳腺的分泌癌）也表达。

涎腺肿瘤中癌基因的易位及融合

第 10 章表 10.3 总结了目前已知的 SGT 的遗传学改变。随着分子诊断技术的不断进步，其他 SGT 以及其他分子改变可能会被加入。尽管一些基因改变可以在多种肿瘤中被发现，包括来自其他器官的类似于 SGT 的肿瘤，但它们在原发性 SGT 中具有高度的特异性，在组织学标本及 FNA 标本中是很有价值的诊断标志物[1-4]。然而，缺乏特定的基因重排可能并不能排除特定的 SGT，因为其发病率在不同的 SGT 之间可能存在显著差异。除了其诊断价值外，在某些情况下，这些基因易位还可以作为预后标志物及治疗靶点[1,2]。

具有特定分子特征的涎腺肿瘤

T（3；8）（p21；q12）的特异性易位涉及 PLAG1 和其他几个融合基因，最常见的是 CTNNB1，编码 β-catenin 的基因可以在 50%~60% 的 PA 中发现[1,2]。在 SGT 中，PLAG1 和 HMGA2 基因重排仅出现在 PA 和癌在多形性腺瘤中，在任何其他 SGT 中均未发现。据报道，[1,2]60%~70% 的 MEC 中，t（11;19）（q14-21;p12-13）涉及 19p13 的 CRTC1（MECT1）基因和 11q21 的 MAML2 基因，多见于低度恶性 MEC 和中度恶性 MEC。这种易位也与较少的复发、转移和肿瘤相关的死亡率有关。该基因的易位被认为是 MEC 可靠的诊断和预后标志物[1,2]。FISH 检测 MAML2 重排可能有助于细胞学样本和小活检的 MEC 诊断[9]。然而，细胞量很少的 FNA 标本可能会没有足够的细胞进行检测，这也体现了细胞学标本的局限性。特异性易位 t（6；9）（q21-24；p13-23）涉及 MYB 基因和 NFIB 基因，高达 86%（28%~86%）的 AdCC 有这种基因改变[1,2]。此外，大多数的 AdCC 可以出现 MYB 和 NFIB 的过度表达，包括那些没有 MYB-NFIB 融合的 AdCC，这表明可能还涉及其他分子调控机制。SC 存在特异性 t（12；15）（p13；q25）易位而导致的 ETV6 和 NTRK3 的基因融合（图 8.10）[1,2]。后者是 SC 的一个标志物，因为它可以出现在几乎 100% 的病例中，且在其他任何原发性 SGT 中都未见报道。值得注意的是，SC 的一部分显示了 ETV6 基因存在与未知伙伴基因的重排。

玻璃样变透明细胞癌（HCCC）是一种罕见的 SGT，很难通过 FNA 进行诊断[25]。然而，鉴于其被公认为是一种低级别癌，正确诊断并与其他原发 SGT 进行鉴别显得非常重要。HCCC 因特异性 t（12；22）（q13；q12）易位而产生 EWSR1-ATF1 融合基因，约 85% 的病例存在该融合基因[1,2]。HCCC 的明确诊断依赖于特异性 EWSR-1 基因重排，该基因重排在其他透明细胞 SGT 中不会出现，但一部分透明细胞肌上皮癌（35%）和罕见的上皮肌上皮癌（9%）除外。后两者可以部分通过其免疫表型的不同进行鉴别。PACA 是一种主要发生在口腔小涎腺的肿瘤，尤其是腭部。该肿瘤是一种低级别肿

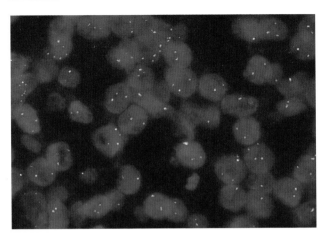

图 8.10　涎腺分泌癌。荧光原位杂交（FISH）显示 *ETV6* 基因重排（红色和绿色信号分离）（图由美国明尼苏达州罗切斯特市梅奥诊所 Joaquin J. Garcia 博士惠赠）

瘤，据此可将其与 AdCC 区分[27]。大多数 PACA 含有 *PRKD1 E710D* 突变或 *PRKD* 基因家族中的一种基因重排（*PRKD1*、*PRKD2* 或 *PRKD3*），在其他 SGT 中没有发现这种改变[28]。*PRKD1* 基因突变与无转移生存率明显相关。

荧光原位杂交（FISH）

　　与其他分子方法相比，基于原位的核酸检测具有在细胞形态学而非组织学背景下提供有意义的诊断信息的优势。目前，评估 DNA 拷贝数 / 原位重排状态的主要方法有 2 种：基于荧光的原位杂交（FISH）方法和基于明场的显色原位杂交（CISH）。

　　由于 SGT 中大多数与临床相关的基因改变都是基因重排产生的基因融合，而 FISH 在展示重排方面优于其他原位杂交技术，因此本节将仅关注 FISH 对 DNA 的检测。FISH 技术的成功取决于检测过程的准确操作及对结果的恰当解释。使用细胞学标本的优点是，不会像组织切片那样切开细胞核，但细胞蜡块也可以与用于组织切片的方式一样进行检测。由于观察者之间的差异，建议采用两位观察者的评判结果进行最后的评分，强烈建议进行实验室内部和外部质量控制。

聚合酶链反应（PCR）

　　PCR 的核心原理是扩增感兴趣的 DNA 片段。各种细胞学标本是 PCR 分析的极佳样本来源，50~100 个细胞就足以获得良好的 PCR 结果。PCR 技术最广泛的应用之一是检测基因表达，包括通过 PCR 对 RNA 进行扩增形成融合转录本。PCR 检测易位比 FISH 要敏感得多；然而，它无法检测未知的分子改变，而 FISH 可检测。

流式细胞术（FC）

　　FC 是一种检测悬液中完整细胞的物理和免疫特性的技术。在涎腺 FNA 标本中，FC 主要用于检测淋巴增生性病变（见第 3 章和第 7 章）[13,14]。未固定的 FNA 标本可在过滤掉小细胞聚集形成的团簇后行 FC 检测。在对 FNA 标本进行 FC 检测前，对细胞形态学进行评估是非常可取的，如用 cytospin 进行制片。如果细胞数量有限，则应根据临床信息、患者病史和标本来源确定检测的项目组合。

　　仅根据涎腺穿刺标本的细胞形态学诊断淋巴增生性病变有明显的局限性，而 FC 在鉴别反应性改变和淋巴瘤方面则非常有用[13,14]。如果存在 κ 或 λ 轻链限制性以及 Bcl2 的表达，则可诊断 B 细胞淋巴瘤。T 细胞免疫表型的改变也可用于提示可能的 T 细胞淋巴瘤。在一项 61 个病例的研究中，Stacchini 等发现，细胞学和 FC 结合可以诊断涎腺 FNA 标本的淋巴增生性疾病，敏感性为 100%，特异性为 83%[14]。FC 还能检测 FNA 标本中是否存在非淋巴来源的肿瘤细胞。

报告范例

例 1

　　标本评估满意。

　　恶性潜能未定的涎腺肿瘤

　　基底细胞样肿瘤。见注释。

　　注释：免疫化学染色 PLAG1 阳性，β−catenin、MYB 和 CD117（局灶弱阳性）均呈阴性，Ki67 较低。免疫表型结合细胞形态学倾向于多形性腺瘤。如临床需要，FISH 检测 PLAG1 重排可能有助于进一步明确诊断。

例 2

标本评估满意。

可疑恶性

基底细胞样肿瘤，可疑为癌。见注释。

注释：肿瘤细胞 MYB、CD117 免疫染色呈阳性，PLAG1 及 β−catenin 呈阴性。结合细胞形态学，可疑为腺样囊性癌。如果临床有提示，FISH 检测 MYB 重排可能有助于确诊。

例 3

标本评估满意。

恶性

嗜酸细胞肿瘤，符合腺泡细胞癌。见注释。

注释：DOG1、SOX10 免疫化学染色均呈阳性，mammaglobin、p63 均呈阴性。结合细胞形态学，符合腺泡细胞癌的诊断。

例 4

标本评估满意。

恶性

分泌癌。见注释。

注释：FISH 检测显示，t（12；15）特异性易位，支持分泌癌的诊断。

例 5

标本评估满意。

非肿瘤性

反应性淋巴结。见注释。

注释：结合细胞形态学和流式细胞术的检查结果为良性，倾向于淋巴结反应性改变。如果淋巴结病变持续存在，则需要重复取样以进一步评估。

（译者　梅　平）

参考文献

1. Andersson MK, Stenman G. The landscape of gene fusions and somatic mutations in salivary gland neoplasms—implications for diagnosis and therapy. Oral Oncol. 2016;57:63–9

2. Weinreb I. Translocation-associated salivary gland tumors: a review and update. Adv Anat Pathol. 2013;20(6):367–77.

3. Pusztaszeri MP, García JJ, Faquin WC. Salivary gland FNA: new markers and new opportunities for improved diagnosis. Cancer Cytopathol. 2016;124(5):307–16.

4. Pusztaszeri MP, Faquin WC. Update in salivary gland cytopathology: recent molecular advances and diagnostic applications. Semin Diagn Pathol. 2015;32(4):264–74.

5. Griffth CC, Schmitt AC, Little JL, Magliocca KR. New developments in salivary gland pathology: clinically useful ancillary testing and new potentially targetable molecular alterations. Arch Pathol Lab Med. 2017;141(3):381–95.

6. Griffth CC, Siddiqui MT, Schmitt AC. Ancillary testing strategies in salivary gland aspiration cytology: a practical pattern-based approach. Diagn Cytopathol. 2017;45(9):808–19

7. Wang H, Fundakowski C, Khurana JS, Jhala N. Fine-needle aspiration biopsy of salivary gland lesions. Arch Pathol Lab Med. 2015;139(12):1491–7

8. Foo WC, Jo VY, Krane JF. Usefulness of translocation-associated immunohistochemical stains in the fne-needle aspiration diagnosis of salivary gland neoplasms. Cancer Cytopathol. 2016;124(6):397–405

9. Evrard SM, Meilleroux J, Daniel G, Basset C, Lacoste-Collin L, Vergez S, et al. Use of fluores cent in-situ hybridisation in salivary gland cytology: a powerful diagnostic tool. Cytopathology. 2017;28(4):312–20.

10. Hudson JB, Collins BT. MYB gene abnormalities t(6;9) in adenoid cystic carcinoma fine needle aspiration biopsy using fluorescence in situ hybridization. Arch Pathol Lab Med. 2014;138(3):403–9.

11. Pusztaszeri MP, Sadow PM, Ushiku A, Bordignon P, McKee TA, Faquin WC. MYB immunos adenoma in fine-needle aspiration biopsy specimens. Cancer Cytopathol. 2014;122(4):257–65.

12. Moon A, Cohen C, Siddiqui MT. MYB expression: potential role in separating adenoid cystic carcinoma (ACC) from pleomorphic adenoma (PA). Diagn Cytopathol. 2016;44(10):799–804.

13. MacCallum PL, Lampe HB, Cramer H, Matthews TW. Fine-needle aspiration cytology of lymphoid lesions of the salivary gland: a review of 35 cases. J Otolaryngol. 1996;25(5):300–4.

14. Stacchini A, Aliberti S, Pacchioni D, Demurtas A, Isolato G, Gazzera C, et al. Flow cytometry signifcantly improves the diagnostic value of fne needle aspiration cytology of lymphoprolif erative lesions of salivary glands. Cytopathology. 2014;25(4):231–40.

15. Jo VY, Sholl LM, Krane JF. Distinctive patterns of CTNNB1 (β-catenin) alterations in salivary gland basal cell adenoma and basal cell adenocarcinoma. Am J Surg Pathol. 2016;40(8):1143–50.

16. Bilodeau EA, Acquafondata M, Barnes EL, Seethala RR. A comparative analysis of LEF-1 in odontogenic and salivary tumors. Hum Pathol. 2015;46(2):255–9.

17. Mino M, Pilch BZ, Faquin WC. Expression of KIT (CD117) in neoplasms of the head and neck: an ancillary marker for adenoid cystic carcinoma. Mod Pathol. 2003;16(12):1224–31.

18. Wilson TC, Ma D, Tilak A, Tesdahl B, Robinson RA. Next-generation sequencing in salivary gland basal cell adenocarcinoma and basal cell adenoma. Head Neck Pathol. 2016;10(4):494–500.

19. Schmitt AC, McCormick R, Cohen C, Siddiqui MT. DOG1, p63, and S100 protein: a novel immunohistochemical panel in the differential diagnosis of oncocytic salivary gland neo plasms in fne-needle aspiration cell blocks. J Am Soc Cytopathol. 2014;3(6):303–8.

20. Schmitt AC, Cohen C, Siddiqui MT. Expression of SOX10 in salivary gland oncocytic neo plasms: a review and a comparative analysis with other immunohistochemical markers. Acta Cytol. 2015;59(5):384–90.

21. Canberk S, Onenerk M, Sayman E, Goret CC, Erkan M, Atasoy T, Kilicoglu GZ. Is DOG1 really useful in the diagnosis of salivary gland acinic cell carcinoma? A DOG1 (clone K9) analysis in fne needle aspiration cell blocks and the review of the literature. Cytojournal. 2015;12:18.

22. Schwartz LE, Begum S, Westra WH, Bishop JA. GATA3 immunohistochemical expression in salivary gland neoplasms. Head Neck Pathol. 2013;7(4):311–5.

23. Oza N, Sanghvi K, Shet T, Patil A, Menon S, Ramadwar M, Kane S. Mammary analogue secre tory carcinoma of parotid: is preoperative cytological diagnosis possible? Diagn Cytopathol. 2016;44(6):519–25.

24. Kawahara A, Taira T, Abe H, Takase Y, Kurita T, Sadashima E, et al. Diagnostic utility of phosphorylated signal transducer and activator of transcription 5 immunostaining in the diag nosis of mammary analogue secretory carcinoma of the salivary gland: a comparative study of salivary gland cancers. Cancer Cytopathol. 2015;123(10):603–11

25. Milchgrub S, Vuitch F, Saboorian MH, Hameed A, Wu H, Albores-Saavedra J. Hyalinizing clear cell carcinoma of salivary glands in fne needle aspiration. Diagn Cytopathol. 2000;23(5):333–7.

26. Kawahara A, Harada H, Akiba J, Kage M. Salivary duct carcinoma cytologically diagnosed distinctly from salivary gland carcinomas with squamous differentiation. Diagn Cytopathol. 2008;36(7):485–93.

27. Rooper L, Sharma R, Bishop JA. Polymorphous low grade adenocarcinoma has a consistent p63+/p40- immunophenotype that helps distinguish it from adenoid cystic carcinoma and cel lular pleomorphic adenoma. Head Neck Pathol. 2015;9(1):79–84.

28. Weinreb I, Piscuoglio S, Martelotto LG, Waggott D, Ng CK, Perez-Ordonez B, et al. Hotspot activating PRKD1 somatic mutations in polymorphous low-grade adenocarcinomas of the sali vary glands. Nat Genet. 2014;46(11):1166–9

第 9 章　临床管理

Mandeep S. Bajwa, Piero Nicolai, Mark A. Varvares

背景

　　涎腺疾病的异质性为病理医生、影像科医生和临床医生追求最佳的治疗效果带来了独特的挑战。临床病史、体格检查和影像学检查提供的信息，如超声、CT（图 9.1）[1]，或 MRI 以及 FNA 都有助于制订管理计划，管理范围可以从观察到局部或广泛的手术切除以及可能的辅助治疗[2-6]。FNA 在涎腺的诊断中的作用早有共识。细胞形态学能够对明确涎腺病变性质提供有价值的信息。FNA 速度快，并发症少，患者也易于接受。与临床评估和影像学检查结合使用时，FNA 可对病变性质快速现场评估（ROSE），显著提高患者病变的分型率，以便进行明确的治疗[3]。

　　世界卫生组织（WHO）的涎腺肿瘤分类包含 40 种不同的实体瘤[7]，这无疑对从事涎腺 FNA 诊断的细胞病理学医生带来了挑战。由于一些实体瘤有显著的形态特征重叠，不可避免地造成有时 FNA 诊断只能给出形态描述而不能为临床医生提供明确的诊断结果[2]。这就给临床医生制订治疗方案造成了障碍。这种情况下，统一的涎腺细胞学报告系统是非常必要的。

　　米兰系统给外科专家提供涎腺细胞病理学报告的临床效用可总结如下。

- 标准化的报告和清晰的沟通。
- 对具有恶性风险（ROM）的细胞学诊断进行关联分析与分层。
- 加强管理算法的使用。
- 对于具有不同涎腺细胞学经验和专业知识的机构，米兰系统的诊断也是通用的和实用的。
- 通过制订标准，加强质量控制回顾和临床审核（如不充分标本比例小于 10%）以及为进一步研究提供潜在结果评价的标准。

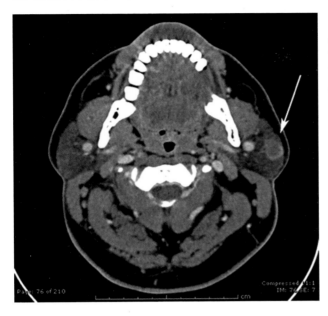

图 9.1　左侧腮腺浅叶肿瘤的轴位 CT 静脉造影。肿物长为 1.2 cm，边缘锋利，并有轻微的增强。FNA 诊断显示为多形性腺瘤（来自 Faquin 和 Powers[1]）

临床管理注意事项：腮腺和下颌下腺概述

制订涎腺病变临床管理策略时应解决几个关键问题。

- 在制订明确的治疗计划之前，是否需要更多的信息，是否需要进行分类或影像学分期？
  - 对于涉及腮腺的肿物，几乎所有患者都应该在术前进行横断面影像学检查（CT 或 MRI）。这样做是为了确定病变的程度［浅表和（或）深部腺叶受累］，以及在可能的情况下完全切除原发性肿瘤同时保护面部神经。对于少数患者，尤其是肿瘤小（直径在 1 cm 或以下）、界限清楚的细胞学诊断为良性的腮腺侧翼病变（如"肿瘤：良性"）的患者，可能不需要横断面成像。临床资料显示肿瘤可能有神经侵犯的患者应接受特定的检查［MRI 和（或）CT］，观察是否具有颅神经侵犯。恶性病变患者还应对区域淋巴结组进行影像学检查（CT 或 MRI），并且对最有可能的远处转移部位进行检查（胸部 CT 或 PET–CT）。

- 制订此病例治疗计划时是否需要有临床医生或放射科医生参与进行多学科讨论？
  - 在任何医疗机构中，除了明确的良性病变，任何涎腺病变都应考虑进行多学科讨论。
- 病变需要手术切除还是需要临床监测？
  - 某些情况下，恶性转化风险较低的无症状的良性病变，如 Warthin 瘤或老年患者的深叶多形性腺瘤，可通过临床观察来处理。这也包括希望避免面部神经损伤的患者。
- 如果考虑监测病变，是否需要进一步确认这是一个安全的选择？
  - 有些病变可能需要连续行影像学检查或重复 FNA，可根据患者的个体情况进行。体检中不易评估的肿瘤可以进行连续影像学检查，直到确定"生长速度"，此时检查的间隔时间可以延长。有不确定的细胞学诊断结果，但具有良性临床特征的肿瘤（如"恶性潜能未定的涎腺肿瘤"）在观察一段时间后应进行重复 FNA。最后，当良性或不确定的肿瘤的临床状态发生变化时，如稳定一段时间后肿瘤快速生长，或出现疼痛、面神经麻痹等新的症状，应进行重复 FNA 以进一步明确肿瘤的进展情况。
- 当需要手术干预时，如何实现以最小的损伤达到肿瘤的充分治疗呢？
  - 术前评估应考虑到术后面部神经功能障碍和轮廓缺陷的问题，要完全切除肿瘤也要使患者复发的风险达到最小。对于腮腺恶性肿瘤，手术范围可能从浅表腮腺切除术到次全腮腺切除术或全腮腺切除术。所有病例中，除无法与病变组织分离而必须切除的神经，面神经都应该被保留。在恶性肿瘤中，当手术需要切除神经时，医生必须考虑复发再切除的发生率和治疗完全失败的可能性，以及患者因残留肿瘤需要放化疗而死亡的发生率，并在这些因素之间取得平衡。
- 与患者讨论神经损伤的发生风险和神经移植问题时，需要讨论些什么？
  - 本主题是知情同意过程的核心问题。对于肿瘤较大，但已明确为良性肿瘤的患者，应该讨论永久性的低风险和明显的神经损伤。对于可能发生恶性肿瘤的患者，都应与其讨论有关神经损伤、移植物的选择、神经重建和神经移植的问题；还应讨论进行眼睑手术及静态悬吊手术来维持中面部张力的问题。
- 是否具有行颈部淋巴结清扫术的指征？

- 有临床证据表明存在颈部淋巴结侵犯的患者都应该进行治疗性颈部淋巴结清扫术。对于颈部病变性质不明确的患者，可能会进行选择性颈部淋巴结清扫术，这取决于术前的 FNA 评估结果，或术中冰冻切片的结果，或两者都有。作者认为，冰冻切片的使用范围在国际上差异很大，需要由病理学医生来判读，其有助于判定疾病处理方案。行颈部淋巴结清扫术的最佳时机是在对原发部位进行手术时。在对原发性病变进行正式组织学评估后，再判定颈部肿物的管理方案和确定治疗方法（颈部手术与放疗）。术前没有诊断为恶性肿瘤的患者，由于 FNA 不能到达病变部位或不确定的细胞学诊断，可能会根据原发性涎腺病变的术中冷冻切片的诊断结果进行颈部手术。如果临床和影像学检查都表明颈部没有转移性疾病，对于诊断为低级别恶性肿瘤（如低级别黏液表皮样癌）的患者，可以进行临床随访，而不必进行颈部淋巴结清扫术。对高级别病变（如涎液管癌或高级别黏液表皮样癌）的患者，则建议行颈部淋巴结清扫术。

- 需要使用术中冰冻切片来明确之前不确定的细胞学诊断，如"意义不明确的非典型性""恶性潜能未定的涎腺肿瘤""可疑恶性"或"无法诊断"吗？
  - 在一些机构中，术中冰冻切片被用作术前细胞学诊断的重要辅助。送达病理医生的包含整个肿瘤的涎腺切除部分标本，切开活检时不破坏被膜是很重要的，因为被膜被破坏可能会导致肿瘤溢出和复发。冰冻切片在评估神经损伤手术切除边缘的完整性和神经边界清扫方面起到了重要作用。冰冻切片通过确定组织学分类、肿瘤等级和侵袭程度，有助于使术前不确定的细胞学诊断得以明确。临床医生也要注意冰冻切片的人工假象和局限性。前文已经阐述了处理决策在颈部疾病管理中的重要性。

米兰系统诊断分类的管理选择

无法诊断

管理

- 如果第一次 FNA 是通过触诊进行的，重复 FNA 的操作则应考虑在超声引导（USG）下进行。

- 如果第二次 FNA 也是非诊断性的，尽管有 USG 和充分的样品准备，也可以选择性地继续观察。如果仍未获取满意标本，首先进行增强 CT 或横断面 MRI。其次，如果 MRI、CT 检查结果或临床显示有恶性肿瘤的相关特征，或对病变的性质仍存在疑问，请考虑 USG 空芯针穿刺活检（CNB）、开放式活检（由于有肿瘤溢出的风险，两者都存在争议），或采取手术切除。
- 如果样本是"仅含囊肿内容物"，可在 USG 下完全吸出囊肿的内容物。如果有实性内容物，则应重新采样。如果病变完全消失，应在 3~4 个月内再次行超声及 FNA（也可不行 FNA）。一旦超声显示病变复发则应行重复 FNA。

非肿瘤性

大多数非肿瘤性病变都是采用非手术处理。

管理

- FNA 明确非肿瘤性病变之后，可能紧接着要进行一系列的体格检查、横断面影像学检查或两者相结合，以明确病变性质。临床检查或影像学检查的任何变化都需要重复取样，以确认细胞学状态没有变化。
- 对于非肿瘤病例，超声引导的 FNA 避免采样错误。如果 FNA 发现不能提供足够的诊断信息来解释临床和影像学发现，则需要行重复 FNA；可以考虑采用 CNB、开放式活检或手术切除。
- MRI 或 CT 有助于连续评估病变和评估区域淋巴结。

意义不明确的非典型性

管理

- 重复 FNA。如果第一次 FNA 是通过触诊徒手进行穿刺的，行重复 FNA 时则考虑在超声引导下。
- 定期的临床随访，间隔持续时间可根据临床情况来决定；一般情况下每 3~6 个月随访一次。
- 横断面增强 MRI 或 CT。
- 当临床表现疑似恶性肿瘤时，应考虑行 CNB、开放式活检或手术切除。例如，肿物疼痛但缺乏炎症的征象，同时出现面神经麻痹或瘫痪，或有皮肤恶性肿瘤病史者。

肿瘤

- 良性。
- 恶性潜能未定的涎腺肿瘤（SUMP）。

管理

- 完全切除肿瘤具有狭窄的正常组织边缘（可以有 1~2 个细胞层厚）。对于术前明确诊断为"良性"的肿瘤，不需要行冰冻切片。
- 鉴于 SUMP 发生低级别恶性肿瘤的风险会增加，建议进行手术切除。术中冰冻切片可用于进一步明确组织类型，并有助于确定颈部手术相关决策。对于 SUMP 病变，腮腺切除术的术式取决于肿瘤的大小和位置。然而，保留神经的腮腺切除术是肿瘤治疗中最安全的选择。
- 对于 SUMP 和累及下颌下腺（SMG）的病变，应考虑在同侧切除整个腺体。冰冻切片可以用于确定肿瘤的恶性程度，也可协助确定中、高级别较高恶性肿瘤的切除方式。由于 SMG 中高级别恶性肿瘤占比较高，如果需要进行颈部手术，应该考虑将皮肤切口延至足够低。

良性肿瘤管理

- 腮腺病变
  - 几乎所有病例都需要行横断面影像学检查（MRI 或 CT）来确定病变的范围，范围很小且边界清楚的病变不需要行术前影像学检查。
  - 采用囊外剥离或神经剥离腮腺切除术来完全切除病变。浅叶或侧叶的病变可采用浅叶腮腺切除术；在深叶的需要切除的病变，通常要保留腺体的浅表部分，以减少术后轮廓缺陷。
  - 对于无法进行手术或不能承受神经损伤风险的患者，可以在不行手术治疗的情况下进行临床随访。
- SMG 病变
  - 在同侧的病变，横断面影像学检查（MRI 或 CT）后行 SMG 手术切除术。

SUMP 管理

- 腮腺病变
  - 行横断面影像学检查（MRI 或 CT），以评估术前颈部的情况和保留神经腮腺切除术的手术情况。
  - 除非临床无手术指征（如临床不适合手术的患者），否则都应进行保留神经的切除手术。
  - 考虑进行冰冻切片，以更好地确定组织学类型，并明确是否有颈部手术指征。

- SMG 病变
  - 同侧 SMG 切除需要行横断面影像学检查（MRI 或 CT）。
  - 确保颈部切口至足够低的位置，便于颈部切开。
  - 如果病变原发部位也具备手术指征，则要考虑采用冰冻切片以帮助进行组织学分类和确诊。

可疑恶性

管理

- 这一诊断类别中的涎腺病变具有很高的 ROM，需要进行横断面影像学检查，以评估手术切除前的病变程度和分期。行胸部影像学检查以排除转移性病变。
- 必须评估在初级手术切除与辅助放疗时是否需要选择性颈部淋巴结清扫术，以解决原发部位和上颈部淋巴结的问题。并不是所有的恶性肿瘤都需要行选择性的颈部淋巴结清扫术。基于 Frankenthaler 等[4] 和 Armstrong 等人的经典著作[2]，选择性颈部淋巴结清扫术的适应证为肿瘤最大直径大于 4 cm，高级别组织学病变、腺外转移和神经缺损。
- 对于原发性涎腺肿瘤术前细胞学诊断为"恶性可疑"的病例，行冰冻切片可以帮助医生对临床和影像学阴性的病例判定选择性颈部淋巴结清扫术方案。
- 对于临床或影像学证据确定存在颈部疾病的病例或术前细胞学诊断为"可疑恶性肿瘤"的病例，建议行 Ⅱ～Ⅳ 级的治疗性颈部淋巴结清扫术。术中冰冻切片可以用于证实病例的原发性涎腺肿瘤需要行颈部淋巴结清扫术。
- 颈部淋巴结清扫的程度主要取决于颈部病变的位置和分级。Ⅱ～Ⅳ 级病变的切除几乎总是必要的。

可疑恶性的管理

- 通过行颈部增强 MRI 或 CT 以及胸部影像学检查进行术前分期。
- 腮腺病变
  - 完全切除涎腺病变并保留神经。
  - 应告知患者存在神经功能障碍的风险，以及无法将神经与肿瘤分离的可能性。在切除面部神经之前，外科医生可能会选择使用术中冰冻切片来确认病变是否为恶性。
  - 应告知患者在特殊情况下可能需要切除面部神经，并需术后重建。

- 如果影像学提示为恶性，应行保留神经的腮腺切除术并完全切除肿瘤。一些机构会使用冰冻切片来进行评估。如果冰冻切片证实为恶性肿瘤，则应同时进行综合的颈部淋巴结清扫术，保留非淋巴结构 (颈内静脉、胸锁乳突肌、脊髓副神经)。若肿瘤最大直径大于 4 cm，冰冻切片显示为高级别病变，有腺体外转移或术中、术前有面部功能障碍者，临床和影像学提示为 N0 期肿瘤的患者，建议进行选择性颈部淋巴结清扫术。

- 对于不常规使用冰冻切片的机构，一旦对原发部位病变进行了正式的组织学评估就要对患者进行相应的管理。对于恶性肿瘤，多学科讨论有助于制订治疗方案，决定是否进行放射治疗或进一步手术 (如颈部淋巴结清扫术)。如果有手术指征，颈部淋巴结清扫术将作为第二步手术。

- SMG 病变
  - 如果临床和增强 MRI 或 CT 表现为良性，则可能没有淋巴结转移，应考虑采取低颈部切口切除腺体，同时做冰冻切片。如果发现有中等级别或高级别恶性肿瘤，可进行选择性颈部淋巴结清扫术。
  - 如果增强 MRI 或 CT 提示可能为恶性，冰冻切片显示为原发性下颌下腺恶性肿瘤，并存在病理性结节，应进行选择性颈部淋巴结清扫术。

恶性

在对诊断为"恶性"涎腺病变的临床管理中，对特定的恶性组织学肿瘤类型的明确分类，包括分级 (低级别与高级别)，可以为临床决策提供重要信息。当无法确定明确的分类时，关于肿瘤分级的信息仍然有用。低级别、中等级别及高级别的分类有助于临床医生确定初次手术的切除范围和需要颈部淋巴结清扫术的可能性。对于涉及深叶的高级别恶性肿瘤，则需要完全切除。对于外侧病变，关于手术的范围存在争议，一些外科医生选择行全腮腺切除术来优化手术清除率，而另一些外科医生在知道患者将在术后接受放疗后选择行浅表腮叶切除术。此外，"转移性"的亚分类也可为临床医生提供信息。腮腺淋巴结是皮肤原发性肿瘤转移的常见部位，这类患者通常需要同时进行颈部淋巴结清扫术。如果病变为非皮肤来源转移，可使用 PET–CT 来定位原发部位。

管理

- 应用 MRI 或颈部 CT，以及颈胸部 CT 进行术前分期。
- 腮腺病变

- 对于没有临床或影像学证据表明有颈部淋巴结转移的低级别病变，以及没有其他颈部清扫术指征（如上所述）的肿瘤，可行保护神经的腮腺切除术，并应完全切除肿瘤。
- 对于无颈部淋巴结转移的中高级别病变，可行保护神经的全腮腺切除术和选择性颈部淋巴结清扫术。
- 对于中等级别或高级别且有颈部淋巴结转移的病变，可行保护神经的全腮腺切除术和选择性颈部淋巴结清扫术。
- 应告知患者存在神经功能障碍和无法将神经与肿瘤分离的风险。在切除面部神经之前，外科医生可能会行术中冰冻切片来确认肿瘤的恶性程度。
- 应告知患者可能需要切除面部神经并需要术后重建。

• SMG 型病变
- 对于低级别病变且没有临床或影像学证据提示有颈部淋巴结转移，以及无其他颈部淋巴结清扫术指征的患者，可行浅表 SMG 切除。
- 对于中等级别或高级别肿瘤，可行筋膜上 SMG 切除，如果临床或影像学证据提示没有淋巴结转移，则可行选择性颈部淋巴结清扫术。
- 对于中等级别或高级别组织学病变，可行筋膜上 SMG 切除术，如果颈部有临床或影像学证据提示有颈部淋巴结转移，则可行选择性颈部淋巴结清扫术。

• 转移性病变
- 对于原发部位明确的，处理原发性肿瘤。对于鳞状细胞癌，如果临床提示处于 N0 期，可考虑行保护神经的腮腺切除术和选择性颈部淋巴结清扫术。
- 对于原发部位不明的，建议采用 PET-CT 来确定原发部位。在确定原发部位后，可依据原发肿瘤的具体特点来进行管理。如果仍无法确定原发部位，且涎腺病变是独立的，为了防止失控的头颈部恶性病变损害，可按照高级别原发性病变进行管理。此时，首要任务是避免面部神经损伤。

　　表 9.1 列出了临床观察与手术治疗的适应证，表 9.2 列出的是颈部淋巴结清扫术的适应证及清扫范围，表 9.3 列出的是腮腺切除的程度，表 9.4 列出的是对于面神经的管理。

表 9.1　临床观察与手术治疗的适应证

1. 恶性转化风险低的无症状患者，有明确良性细胞学诊断

2. 良性肿瘤，切除会导致发病率增高（如 Warthin 瘤），患者不接受手术切除；面神经鞘瘤，切除将导致完全性面神经麻痹；神经鞘瘤，当症状出现进展时将采用放疗

3. 被归类为"意义不明确的非典型性性病变"，2 次 FNA 均支持诊断，显示无可疑症状或无恶性相关的检查结果

表 9.2　颈部淋巴结清扫术的适应证及清扫范围

1. 当有临床表现或淋巴结增大的影像学证据时，应该采取综合性手术。保留任何可以保留的非淋巴结构（颈内静脉、脊髓副神经或胸锁乳突肌）

2. 临床和影像学提示病变处于 N0 期，且细胞学提示原发病变为高风险（肿瘤最长直径大于 4 cm，冰冻切片显示高级别特征，影像学显示或术中发现腺外转移，或术前有面部肌无力）应行选择性颈部淋巴结清扫术

表 9.3　腮腺切除的程度

1. 良性肿瘤：可取带有正常腮腺组织的小切口行保护神经的肿瘤切除术，切除范围小于完全侧叶切除术或浅表腮腺切除术

2. "意义不明确的非典型性（AUS）"和"恶性潜能未定的涎腺肿瘤（SUMP）"：冰冻切片显示切缘为正常腮腺组织的组织切缘的，可行保护神经的肿瘤切除术。如果冰冻切片发现为低级别恶性肿瘤，可考虑行浅腮叶切除术包括腮腺内淋巴结清扫。如果冰冻切片发现为高级别病变，可考虑行保护神经的次全腮腺切除术

3. 恶性肿瘤：低级别病变采用表面腮腺切除术，高级别病变采用全或次腮腺切除术，两者都应尽可能地保护面部神经

表 9.4　面神经的管理

1. 在切除良性病变时，千万不要损伤主要的神经分支，除非神经分支完全被肿瘤包裹，在这种情况下，即便考虑减少肿瘤切除也要尽可能地保护神经

2. 在未确诊的恶性肿瘤诊断（有明确的细胞学或冰冻切片证据）时，以及确定神经与肿瘤无法分离且镜下可见微小残留病变时，也不要轻易损伤功能正常的神经

3. 若已证实为恶性肿瘤，非功能性神经应根据移植和移植的现有供体和受体神经以及静态技术进行修复

（译者　刘艳洁　贾世军）

参考文献

1. Faquin WC, Powers CN. Salivary gland cytopathology. In: Rosenthal DL, editor. Essentials in cytopathology, vol. 5. New York: Springer Science + Business Media; 2008.

2. Armstrong JG, Harrison LB, Thaler HT, Friedlander-Klar H, Fass DE, Zelefsky MJ, et al. The indications for elective treatment of the neck in cancer of the major salivary glands. Cancer. 1992;69（3）:615–9.

3. Bajwa MS, Rose SJ, Mairembam P, Nash R, Hotchen D, Godden D, et al. Feasibility of a novel classification for parotid gland cytology: a retrospective review of 512 cytology reports taken from 4 United Kingdom general hospitals. Head Neck. 2016;38（11）:1596–603.

4. Frankenthaler RA, Byers RM, Luna MA, Callender DL, Wolf P, Goepfert H. Predicting occult lymph node metastasis in parotid cancer. Arch Otolaryngol Head Neck Surg. 1993;119（5）:517–20.

5. Griffith CC, Pai RK, Schneider F, Duvvuri U, Ferris RL, Johnson JT, et al. Salivary gland tumor fine-needle aspiration cytology: a proposal for a risk stratification classification. Am J Clin Pathol. 2015;143（6）:839–53.

6. McGurk M, Thomas BL, Renehan AG. Extracapsular dissection for clinically benign parotid lumps: reduced morbidity without oncological compromise. Br J Cancer. 2003;89（9）:1610–3.

7. WHO classification of head and neck tumours. WHO/IARC classification of tumours, vol. 9. 4th ed. Lyon: World Health Organization/International Agency for Reserch on Cancer; 2017.

第 10 章 组织学注意事项和涎腺肿瘤在外科病理学中的分类

Bruce M. Wenig

如世界卫生组织（WHO）头颈部肿瘤分类所示[2]，涎腺肿瘤的分类是动态的，并在不断更新中（表 10.1[1] 和表 10.2[2]）。这包括新近确定和定义的肿瘤类型，如导管内癌、小涎腺筛状腺癌，以及对已有肿瘤命名的更新。显著的命名变化包括多形性腺癌（PAd）取代了低级别多形性腺癌（PLGA），分泌性癌取代了乳腺样分泌性癌。WHO 分类主要根据肿瘤形态来区分肿瘤实体，以及预测其生物学行为[3]。不断有研究发现，在涎腺肿瘤中特异的分子层面的变化支持基于形态学分类的合理性（表 10.3）[1,4-12]。

涎腺肿瘤的外科病理学诊断通常仅通过光学显微镜或结合组织化学和免疫组织化学（IHC）染色来完成。成人和儿童中最常见的涎腺肿瘤是 PA。PA 具有呈腺管样结构的上皮细胞以及围绕在这些结构外周的肌上皮细胞，还有包含肌上皮细胞的黏液软骨样基质组成的混合物。在诊断 PA 时，通常不需要特殊的染色。Warthin 瘤（WT）是另一种常见的腮腺肿瘤，具有一种由双层细胞内衬的嗜酸性囊肿和其下方的成熟淋巴细胞、浆细胞组成的独特的诊断组合。成人和儿童的最常见恶性肿瘤是黏液表皮样癌（MEC）。大多数 MEC 是低级别肿瘤，由表皮样细胞、黏液细胞和中间细胞混合组成，通常在光学显微镜下即可诊断。由于 MEC 没有相似的良性病变，即使是在没有侵袭的肿瘤中，观察到这 3 种细胞即可诊断为 MEC。类似的腺泡细胞癌（ACC）是具有嗜碱性颗粒状胞质的特殊细胞类型，这在其他肿瘤中尚未发现。鉴于这些独特的鉴别特征，大多数 PA、MEC 和 ACC 通过 FNA 或 CNB 就可以做出诊断。

表 10.1　WHO 非肿瘤性涎腺病变分类（经许可改编自 Wenig [1]）

发育性病变
异位
增生和化生
腺瘤样增生
鳞状化生
坏死性涎腺化生
嗜酸细胞性改变（嗜酸细胞性化生、嗜酸细胞增生）
闰管增生
真性囊肿
淋巴上皮囊肿
涎腺导管囊肿
多囊（发育异常）病
非发育性囊肿
黏液外渗现象
黏液潴留囊肿
舌下囊肿
传染性、炎症性和自身免疫性疾病
细菌性涎腺炎
流行性腮腺炎
艾滋病相关性涎腺疾病
慢性涎腺炎
非阻塞性
传染性
非传染性
阻塞性
涎石症
涎腺病
IgG4 相关性涎腺炎
淋巴上皮性涎腺炎，包括 Sjögren 综合征

在同一肿瘤内，以及在不同肿瘤类型之间，涎腺肿瘤（SGN）在生长模式、细胞结构和细胞类型上有显著的异质性，这在组织样本（包括 FNA 和 CNB）有限时给诊断带来了困难，以下为举例。

- 良性肿瘤，如不同细胞量的 PA 和基底细胞腺瘤（BCA），都可以表现为基底细胞样型并有类似的生长模式，包括管状 / 腺样、微囊状 / 筛状和实性。一些恶性 SGN，包括但不限于多形性腺癌、腺样囊性癌（AdCC）、基底细胞腺癌和小涎腺筛状腺癌，也可以表现为类似的形态 [13]。

表 10.2　涎腺肿瘤分类（改编自 El-Naggar[2]，经 WHO、国际癌症研究机构许可）

良性上皮性肿瘤

　　多形性腺瘤

　　基底细胞腺瘤

　　管状腺瘤

　　Warthin 瘤

　　肌上皮瘤

　　嗜酸细胞瘤

　　硬化性多囊性腺病

　　囊腺瘤

　　导管乳头状瘤

　　　　乳头状涎腺瘤

　　　　内翻性导管乳头状瘤

　　　　导管内乳头状瘤

　　其他少见的腺瘤

　　　　纹管腺瘤

　　　　闰管腺瘤

　　　　淋巴腺瘤（非皮脂腺）

　　　　角化囊肿

　　　　脂肪腺瘤

　　　　顶泌腺瘤

　　　　腺纤维瘤

　　具有皮脂分化的肿瘤

　　　　皮脂腺腺瘤

　　　　皮脂腺淋巴腺瘤

　　　　涎腺原基瘤

良性非上皮性肿瘤

　　血管瘤

　　神经鞘瘤 / 神经纤维瘤

　　脂肪瘤

　　其他

恶性上皮性肿瘤

　　黏液表皮样癌

　　腺泡细胞癌

　　腺样囊性癌

　　乳腺样分泌性癌（WHO：分泌性癌）

　　腺癌，非特殊类型

　　低级别多形性腺癌（WHO：多形性腺癌）

　　小涎腺筛状腺癌（CAMSG）

续表

癌在多形性腺瘤中
浸润性
包膜内
癌肉瘤
转移性多形性腺瘤
涎腺导管癌
导管内癌（低级别筛状囊腺癌、低级别涎腺导管癌）
基底细胞腺癌
上皮 – 肌上皮癌
透明细胞癌
囊腺癌
肌上皮癌
鳞状细胞癌
腺鳞癌
淋巴上皮癌
神经内分泌癌
未分化（大细胞）癌
嗜酸细胞癌
黏液腺癌
皮脂腺癌 / 淋巴腺癌
成涎细胞瘤
非上皮性恶性肿瘤
血液淋巴系统肿瘤
非霍奇金淋巴瘤
霍奇金淋巴瘤
肉瘤

- 由具有基底样核细胞构成的呈筛状生长的肿瘤，提示为腺样囊性癌，但在良性肿瘤，特别是 BCA 中，同样也可以见到筛状生长模式及基底样细胞[14,15]。
- 上皮细胞和肌上皮细胞存在于多种涎腺肿瘤中，包括 PA、AdCC、多形性腺癌和上皮 – 肌上皮癌。因此，显示上皮细胞和肌上皮细胞分化的 IHC 染色并不是特定肿瘤所独有的（表 10.4）[1]。
- 涎腺嗜酸细胞病变包括嗜酸细胞增生症、嗜酸细胞瘤、嗜酸性 MEC 和嗜酸细胞癌。后两种病变的嗜酸细胞通常是温和的，缺乏可与良性嗜酸细胞病变相区别的恶性细胞形态学表现。
- 鉴别良性涎腺肿瘤和低级别癌通常依赖于是否有浸润，需要检查肿瘤边界与周围组织的关系，这些边界在 CNB 标本中通常无法识别，在 FNA 标本中更是缺失的。

- "恶性潜能未定的涎腺肿瘤"通常建议行保守治疗，但需要对肿瘤进行完整切除，以保证标本包括所有切缘。值得注意的是，对低级别涎腺癌的处理与良性肿瘤类似，通常也采取保守治疗[13]，包括完全切除肿瘤。若切缘示肿瘤组织为阴性，除非有颈部疾病的临床证据，否则不需要行淋巴结清扫[14]（见第 9 章）。

表 10.3　特定涎腺肿瘤的遗传特征（经许可改编自 Wenig[1]）

肿瘤类型	染色体易位	基因融合
多形性腺瘤	8q12 重排	PLAG1
	t（3;8）（p21;112）	
	t（5;8）（p13;q12）	
	12q13 - 15 重排	HMGA2
	t（3;12）（p14.2;q14 - 5）	
	插入（9;12）（p23;q12 - 15）	
黏液表皮样癌	t（11;19）（q21;p13）	CRTC1–MAML2
	t（11;15）（q21;q26）	CRTC3–MAML2
腺样囊性癌	t（6;9）（q22 - 23;p23 - 24）	MYB–NFIB
	罕见 t（8;9）	
SC	t（12;15）（p13q25）	ETV6
HCCC，肌上皮癌、透明细胞变型	t（12;22）（q13;q12）	EWSR1–ATF
CAMSG/PAd 家族[a]		
CAMSG，"经典"型	t（1;14）（p36.11;q12）	ARID1A–PRKD1
	t（x;14）（p11.4;q12）	DDX3X–PRKD1
PAd，"经典"型	*PRKD1 E710D* 突变	未知

注：①SC—分泌性癌；HCCC—玻璃样变透明细胞癌；MASC—乳腺样分泌性癌；CAMSG—小涎腺筛状腺癌；PAd—多形性（低级别）腺癌。

②[a] 与 *PRKD1* 基因家族重排相关，包括 *PRKD1*、*PRKD2*、*PRKD3*。

诊断难题较少出现在高级别肿瘤中，如涎腺导管癌、高级别 MEC 和高级别癌在多形性腺瘤中。这些肿瘤具有明显的恶性细胞形态学特征，包括显著的核多形性、坏死和核分裂象增加。在少量 FNA 和 CNB 标本中，也可能存在非典型细胞。一旦诊断高级别涎腺肿瘤，具体的肿瘤分类就不再重要了，因为无论具体的肿瘤类型如何，对这类诊断病例的治疗基本是相似的。治疗通常采用根治性切除，可能还需要进行面神经切除术和颈部淋巴结清扫术。

尽管存在局限性，但 FNA 仍然是推荐的大、小涎腺肿物的一线诊断方法。对于经验丰富的细胞病理学医生来说，它是一种可靠的、微创的、对涎腺病变的诊断具有高敏感性的诊断方法[16,17]，是让细胞病理学医生协助指导治疗的一个非常好的方法。FNA 可以识别非肿瘤病变或高级别恶性肿瘤，以帮助临床医生选择适当的治疗方法。但位于这两者之间的部分涎腺病变不能被明确诊断，此时，可以采用保守诊断，如"恶性潜能未定的涎腺肿瘤"。

表 10.4　特定涎腺肿瘤的免疫组织化学（经许可改编自 Wenig[1]）

肿瘤	PanK	LMWK	HMWK	p63 和 p40	S100	DOG1	MGB	AR	GATA3	CD117	PLAG1
PA	+	+	+	+	+	−	−	−	v	v	+
BCA/BCAdc	+	+	+	+	+	−	−	−	v	v	v
MYO	+	+	+	+	+	−	−	−	v	−	−
MEC	+	+	+	+	−	−	−	−	−	−	−
ACC	+	+	+			+ᵃ	−	−	−	−	−
SC	+	+	+	−		−	+	−	+（n）		
AdCC	+	+	+	+		−	−	−		+（lum）	
PAd	+	+	+	+ᵇ	+	−	−	−	−	v	v
SDC	+	+	+	−		−		+（n）	+（n）	−	
EMC	+	+	+	+	+	−	−	−	−	−	−
CCC	+/+	+/+	+/+	+	−/−	−/−	−/−	−/−	−/−	−/−	−/−

注：①不同类型的肿瘤，甚至同一类型的肿瘤之间，免疫组织化学染色表达差异很大。该表详细说明了每种类型肿瘤的理想染色表达情况，虽然这些染色表达情况通常保持一致，但在此表列出的肿瘤都可能违反"常规"——显示出通常情况下与该肿瘤无关的标志物阳性，或与该肿瘤相关的标志物阴性。

②PanK—广谱细胞角蛋白（如 AE1/AE3、CAM5.2）；LMWK—低分子量细胞角蛋白（如 CK7、CK8、CK19）；HMWK—高分子量细胞角蛋白（如 CK5/6、CK14）；DOG1—发现于胃肠道间质瘤中的蛋白 1；MGB—乳腺球蛋白；AR—雄激素受体；GATA3—GATA 结合蛋白 3；PLAG1—多形性腺瘤基因 1；PA—多形性腺瘤；BCA—基底细胞腺瘤；BCAdc—基底细胞腺癌；MYO—肌上皮瘤；MEC—黏液表皮样癌；ACC—腺泡细胞癌；HCCC—玻璃样变透明细胞癌；SC—分泌性癌；MASC—乳腺样分泌性癌；AdCC—腺样囊性癌；PAd—多形性（低级别）腺癌；SDC—涎腺导管癌；EMC—上皮 – 肌上皮癌；CCC—透明细胞癌，包括透明变型；n—细胞核；

lum—管腔细胞强染色。

　　③ᵃ 特异性染色特征，DOG1 为顶侧膜、胞质和细胞膜着色，乳腺球蛋白应该是强而弥散的胞质着色。

　　④ v—可变阳性。

　　⑤ PLAG1，即使对于 PA，PLAG1 免疫组织化学染色也可能无法通过荧光原位杂交（FISH）进行确认。

　　⑥ᵇ 可能存在差异染色，如 p63 表达，而 p40 不表达。

（译者　林静　李美琼）

参考文献

1. Wenig BM. Atlas of head and neck pathology. 3rd ed. Philadelphia: Elsevier; 2016.
2. El-Naggar AK. Introduction. In: El-Naggar AK, Chan JKC, Grandis JR, Takata T, Slootweg PJ, editors. WHO classification of head and neck tumours, vol. 9. 4th ed. Lyon: World Health Organization/International Agency for Research on Cancer; 2017. p. 160–2.
3. Ellis GL, Gnepp DR, Auclair PL. Classification of salivary gland neoplasms. In: Ellis GL, Auclair PL, Gnepp DR, editors. Surgical pathology of salivary glands. Major problems in pathology, vol. 25. Philadelphia: W.B. Saunders; 1991. p. 129–34.
4. Seethala RR, Dacic S, Cieply K, Kelly LM, Nikiforova MN. A reappraisal of the MECT1/MAML2 translocation in salivary mucoepidermoid carcinomas. Am J Surg Pathol. 2010; 34（8）:1106–21.
5. Garcia JJ, Hunt JL, Weinreb I, McHugh JB, Barnes EL, Cieply K, et al. Fluorescence in situ hybridization for detection of MAML2 rearrangements in oncocytic mucoepidermoid carcinomas: utility as a diagnostic test. Hum Pathol. 2011;42（12）:2001–9.
6. Persson M, Andren Y, Mark J, Horlings HM, Persson F, Stenman G. Recurrent fusion of MYB and NFIB transcription factor genes in carcinomas of the breast and head and neck. Proc Natl Acad Sci U S A. 2009;106（44）:18740–4.
7. Stenman G, Persson F, Andersson MK. Diagnostic and therapeutic implications of new molecular biomarkers in salivary gland cancers. Oral Oncol. 2014;50（8）:683–90.
8. Skalova A, Vanecek T, Sima R, Laco J, Weinreb I, Perez-Ordonez B, et al. Mammary analogue secretory carcinoma of salivary glands, containing the ETV6-NTRK3 fusion gene: a hitherto undescribed salivary gland tumor entity. Am J Surg Pathol. 2010;34（5）:599–608.
9. Skalova A, Vanecek T, Simpson RH, Laco J, Majewska H, Baneckova M, et al. Mammary analogue secretory carcinoma of salivary glands: molecular analysis of 25 ETV6 gene rearranged tumors with lack of detection of classical ETV6-NTRK3 fusion transcript by standard RT-PCR: report of 4 cases harboring ETV6-X gene fusion. Am J Surg Pathol. 2016;40（1）:3–13.
10. Antonescu CR, Katabi N, Zhang L, Sung YS, Seethala RR, Jordan RC, et al. EWSR1-ATF1 fusion is a novel and consistent finding in hyalinizing clear-cell carcinoma of salivary gland. Genes Chromosom Cancer. 2011;50（7）:559–70.
11. Skalova A, Weinreb I, Hyrcza M, Simpson RH, Laco J, Agaimy A, et al. Clear cell

myoepithelial carcinoma of salivary glands showing EWSR1 rearrangement: molecular analysis of 94 salivary gland carcinomas with prominent clear cell component. Am J Surg Pathol. 2015;39（3）:338–48.

12. Weinreb I, Zhang L, Tirunagari LM, Sung YS, Chen CL, Perez-Ordonez B, et al. Novel PRKD gene rearrangements and variant fusions in cribriform adenocarcinoma of salivary gland origin. Genes Chromosom Cancer. 2014;53（10）:845–56.

13. Turk AT, Wenig BM. Pitfalls in the biopsy diagnosis of intraoral minor salivary gland neoplasms: diagnostic considerations and recommended approach. Adv Anat Pathol. 2014;21（1）:1–11.

14. Sood S, McGurk M, Vaz F. Management of salivary gland tumours: United Kingdom national multidisciplinary guidelines. J Laryngol Otol. 2016;130（S2）:S142–9.

15. Tian Z, Hu Y, Wang L, Li L, Zhang C, Li J. An unusual cribriform variant of salivary basal cell tumours: a clinicopathological study of 22 cases. Histopathology. 2012;61（5）:921–9.

16. Boccato P, Altavilla G, Blandamura S. Fine needle aspiration biopsy of salivary gland lesions. A reappraisal of pitfalls and problems. Acta Cytol. 1998;42（4）:888–98.

17. Gudmundsson JK, Ajan A, Abtahi J. The accuracy of fine-needle aspiration cytology for diagnosis of parotid gland masses: a clinicopathological study of 114 patients. J Appl Oral Sci. 2016;24（6）:561–7.

索引

A

癌蛋白，128
癌在多形性腺瘤中，99, 116, 125

B

B 细胞淋巴瘤，29, 118, 119, 140
报告，1, 2, 3, 4, 9, 13, 34, 44, 46, 124, 129, 144
冰冻切片，67, 73, 84, 147, 149, 150, 151, 152
病变，1, 2, 5, 9, 10, 11, 12, 15, 16, 21, 30, 36, 38, 44, 45, 47, 60, 78, 83, 84, 119, 121, 123, 144, 146, 147, 149, 150, 151, 152, 153, 156
病变组织，146
玻璃样变透明细胞癌，138, 160

D

大细胞淋巴瘤，81
大涎腺，4
导管上皮细胞，30, 31, 42, 52, 53
低级别癌，2, 51, 138, 158
低级别黏液表皮样癌，41, 44, 45, 47, 54, 83, 85, 88, 92, 147
定义，2, 3, 10, 18, 38, 50, 76, 88, 155
多形性腺瘤，1, 2, 4, 14, 25, 34, 42, 44, 45, 49, 50, 51, 52, 53, 54, 55, 56, 57, 73, 74, 79, 98, 99, 114, 116, 117, 125, 130, 131, 132, 138, 140, 145, 146, 157, 158, 159, 160

E

恶性风险，1, 2, 3, 4, 18, 46, 76, 144
恶性潜能未定的涎腺肿瘤，2, 3, 13, 33, 49, 51, 54, 64, 66, 73, 74, 76, 140, 146, 147, 149, 153, 159, 160
恶性涎腺肿瘤，89
恶性肿瘤，129
恶性肿瘤细胞，100

F

反应性淋巴结，2, 141
反应性淋巴结增生，44

非肿瘤性病变，1, 18, 24, 25, 27, 30, 43, 44, 49, 148
分类，2, 3, 4, 6, 10, 11, 64, 67, 68, 73, 81, 82, 106, 123, 145, 155
分类恶性风险，70
分类诊断，50, 51
分子特征，138
辅助检查，6, 66, 67, 69, 70, 72, 76, 78, 81, 82, 83, 84, 85, 88, 91, 98, 101, 103, 106, 109, 113, 116, 120, 122, 124

G

高级别癌，1, 2, 22, 77, 83, 85, 93, 98, 101, 102, 104, 106, 109, 116, 117, 124, 125, 136, 159
过碘酸希夫染色，129

H

霍奇金淋巴瘤，25, 29, 84, 85, 103, 118, 158

J

肌上皮癌，51, 66, 92, 98, 104, 114, 136, 138, 159
肌上皮瘤，42, 54, 56, 66, 68, 69, 74, 98, 114, 116, 130, 160
肌上皮细胞，52, 53, 54, 56, 57, 92, 96, 98, 110, 116, 130, 136, 155, 158
基底细胞腺瘤，50, 54, 66, 73, 113, 130, 156, 160
基底样细胞，23, 40, 42, 47, 65, 67, 73, 78, 130, 131, 158
基质缺乏，55
级别，1
急性涎腺炎，18, 21, 22, 23, 34
继发性恶性肿瘤，121, 136
鉴别诊断，2, 29, 33, 34, 40, 41, 42, 44, 45, 46, 47, 49, 50, 51, 54, 56, 59, 60, 63, 64, 65, 66, 67, 69, 71, 72, 74, 81, 84, 92, 95, 98, 101, 102, 103, 106, 109, 113, 116, 119, 120, 129, 130, 134, 136
结节病，18, 19

（译者　张红　刘红刚）